Yoga

Yoga

Para vivir en armonía y plenitud

Imelda Garcés Guevara

Grupo Editorial Tomo, S.A. de C.V.
Nicolás San Juan No. 1043
03100 México, D.F.

1a. edición, abril 2004.

© *Yoga. Para Vivir en Armonía y Plenitud*
Imelda Garcés Guevara

© 2004, Grupo Editorial Tomo, S.A. de C.V.
Nicolás San Juan 1043, Col. Del Valle
03100 México, D.F.
Tels. 5575-6615, 5575-8701 y 5575-0186
Fax. 5575-6695
http://www.grupotomo.com.mx
ISBN: 970-666-932-9
Miembro de la Cámara Nacional
de la Industria Editorial No 2961

Diseño de Portada: Emigdio Guevara
Fotografías: Emigdio Guevara
Formación Tipográfica: Luis Rutiaga
Supervisor de producción: Leonardo Figueroa

Ninguna parte de esta publicación podrá ser reproducida o transmitida en cualquier forma, o por cualquier medio electrónico o mecánico, incluyendo fotocopiado, cassette, etc., sin autorización por escrito del editor titular del Copyright.

Impreso en México - *Printed in Mexico*

Dedicatoria

Dedico este libro con Agradecimiento y Admiración a mi Maestro de Yoga doctor Swami Pranavananda Saraswati, quien ha dirigido y enriquecido mi vida con sus Sabias Enseñanzas en los últimos 14 años.

Swami Pravanananda Saraswati, es fundador de Organizaciones Yoga en diversos países del mundo, incluyendo México donde se estudian las diferentes corrientes filosóficas de Oriente y Occidente, como así también los diversos aspectos de la cultura universal. El famoso filósofo ha promovido en las últimas cinco décadas entendimiento entre las diversas ideologías y pensamientos en la búsqueda de la armonía, síntesis y paz.

Contenido

Prefacio 9

Prólogo 11

   Capítulo I: ¿Qué es yoga? 13

   Capítulo II: Karma Yoga (sendero de la acción) ... 17

   Capítulo III: Bhakti Yoga (sendero de devoción) ... 25

   Capítulo IV: Raja Yoga (sendero del dominio mental) 35

   Capítulo V: Jñana Yoga (sendero del conocimiento) 53

   Capítulo VI: Hatha Yoga (sendero de la vida saludable) 63

   Capítulo VII: Kundalini Yoga (sendero de la energía latente) 131

   Capítulo VIII: Mantra Yoga (sendero de vibraciones espirituales) 139

Capítulo IX: 51 años de labor mundial humanitaria del doctor Swani Pranavananda Saraswati 151

Bibliografía................................... 159

Prefacio

La búsqueda de la felicidad que el hombre protagoniza tiende, invariablemente a dirigirse hacia los objetos y acontecimientos externos. Muchos piensan –si pudiera comprarme ese coche– o –si viviera en Europa sería feliz–. La mente puede tranquilizarse y permanecer en paz durante un breve espacio de tiempo, una vez que ha alcanzado el objeto deseado, pero finalmente termina por cansarse de su nuevo juguete y comienza a desear otra cosa. Los objetos externos fracasan una y otra vez en su intento de aportar felicidad. Uno puede adquirir nuevas posesiones materiales, un puesto con más responsabilidad en el trabajo y una casa en el campo, pero la mente continúa siempre siendo la misma. La satisfacción se deriva de la actitud hacia el mundo externo y no de los objetos en sí mismos.

La Filosofía Yoga conduce al ser humano a su superación física, mental y espiritual, para lograr armonía y paz en su existencia, pero además es consciente de que dicha armonía se irradiará en primer lugar a la familia y posteriormente a la comunidad, la nación entera y finalmente a toda la humanidad.

Las enseñanzas de la yoga penetran en nuestra mente como semillas que germinarán haciendo que poco a poco el enfoque que hagamos de los diferentes aspectos de la vida sean más claros, equilibrados y justos, borrándose la ignorancia, lo que se traduce en una vida más feliz y serena.

He realizado este trabajo con motivo de cumplirse este año el 51 aniversario de la Labor Mundial Humanitaria de Swami Pranavananda y durante este tiempo ha difundido las maravillosas enseñanzas yoga entre todos los seres humanos. El célebre Gurú fundó diferentes Instituciones Yoga en diversos países del mundo, incluyendo el Centro Yoga Universal Ciudad de México, Asociación Civil que cumplió 42 años de su fundación el pasado 8 de Marzo de 2002, donde millares de personas anualmente estudian y practican la disciplina yoga y reciben beneficio físico, mental y espiritual.

El presente libro consta de 9 capítulos y puede ser útil este volumen como manual de estudio y referencia, teniendo el resumen y lo esencial de los 7 senderos de yoga impartidas por mí Gurú doctor Swami Pranavananda Saraswati en la Ciudad de México.

Deseo agradecer a mi condiscípulo el Lic. Eduardo Rafael Flores Zazueta por sus amables conceptos vertidos en el prólogo de este libro, así también doy gracias a los prestigiosos Editores por su valiosa cooperación en la publicación de este libro.

Profra. Imelda Garcés Guevara.
México, D.F., 2002-06-03

Prólogo

En la antigua India hace 4,000 años un grupo de pensadores y sabios dedicaron su vida para investigación de los principios filosóficos y metafísicos para reflexionar y responder todo el enigma relacionado con formación de este mundo y proceso de la evolución de la vida.

Sus descubrimientos fueron sistematizados en los 6 sistemas de Filosofías de la India hace más de 2,000 años, estos sistemas son:

1. Nyaya

2. Vaiseshika

3. Samkhya

4. Yoga

5. Mimansa

6. Vedanta.

En estos tratados filosóficos se encuentran diferentes aspectos como tiene que conducir la vida humana cumpliendo con sus deberes en los variados campos, entre estos sistemas de saber humano yoga es un sistema no solamente teórico, pero básicamente práctico cuyas enseñanzas pueden ser aplicadas para el progreso de seres humanos del mundo entero, sin distinción de razas, credo, color e ideología.

Yoga está dividido en siete ramas principales cuyas enseñanzas pueden ser aplicadas para mejoramiento individual, social, nacional y mundial.

Doctor Swami Pranavananda Saraswati originario de la India, es un inminente Médico Filósofo y Humanista quien popularizó yoga en el mundo entero en los últimos 51 años. Él es fundador de numerosas instituciones yoga en diversos países incluyendo a México donde fue Director de Asociaciones Yoga por 40 años.

La Profra. Imelda Garcés Guevara es discípula de Swami Pranavananda hace 14 años y desde entonces colabora con sus Instituciones Yoga en México.

"Yoga para Vivir en Armonía y Plenitud", es el octavo libro escrito por la profesora Imelda Garcés Guevara. Seguramente esta obra ayudará a difundir la filosofía Yoga. Permitirá la superación física, emocional, mental y espiritual de los practicantes de esta disciplina, para que obtengan salud, felicidad, sabiduría y realización.

Licenciado Eduardo Rafael Flores Zazueta
Presidente de la Sociedad Yoga Latinoamericana
Swami Pranavananda, Asociación Civil.
México D.F. junio 2002.

Capítulo 1

¿Qué es yoga?

Yoga es una filosofía, una ciencia, un arte de vivir originario de la India, donde se practica desde hace miles de años. No es una religión o secta, sino un sistema para disciplinar y alcanzar así la perfección del cuerpo físico, mental y espiritual.

La antigüedad de la yoga la hace una de las filosofías más antiguas del mundo, los inicios no se conocen con exactitud, pero data desde hace cinco mil años.

La palabra yoga viene del Sánscrito y significa: Unidad. Yoga es unión, unión de lo espiritual con lo material.

La filosofía yoga conduce al hombre a su superación física, mental y espiritual, para lograr armonía y paz en su existencia, pero además es conciente de que dicha armonía se irradiará en primer lugar a la familia y posteriormente a la comunidad, la nación entera y finalmente a toda la humanidad.

Las enseñanzas de la filosofía yoga pueden adaptarse con éxito a la vida cotidiana para obtener la armonía y la paz dentro del hombre, la sociedad, la nación y el mundo en general, dicha filosofía es profunda, penetrante, tolerante, iluminadora y esencialmente humanitaria, su meta es liberar al ser humano de sus disturbios mentales, de sus deseos concientes y subconscientes, los cuales lo distraen de sus objetivos, alejándolos de la paz y perfección.

La yoga es profunda y penetrante porque indaga y desentraña la verdadera relación entre lo universal y lo individual, revelando la íntima conciliación entre el todo y las partes, y a través de la disciplina se logra liberar al ser humano de las cadenas de ignorancia mediante la introspección profunda y el autoconocimiento.

Es humanista porque centra su interés en el destino del individuo, en su redención a través de su autodisciplina y esfuerzo y fundamentalmente porque estima que la esencia humana encarna y vive como concreción de la Voluntad Originaria.

La filosofía yoga es esencialmente humanista, insiste en que hay algo esencial e irreductible en cada hombre y en su valer intrínseco, yoga significa unión con la Realidad Última, así como también la disciplina necesaria para lograr esa unión. La verdadera fuente de conocimiento no está en los libros, sino en la comunión directa con la Verdad Eterna. Si no se logra el conocimiento de esta Suprema Verdad, la filosofía permanece en el nivel de la exposición académica y la religión degenera en la creencia dogmática. Yoga es un método práctico y racional de cuya eficacia los científicos, psicólogos y filosofía modernos están convencidos, y desearían penetrar en las profundidades de esta filosofía para saber más acerca del secreto del mundo interno y externo.

La yoga da reglas para la superación del individuo, en su carácter de filosofía y por lo tanto no es religión, aunque el objetivo principal es la realización espiritual, no impone ninguna liturgia, dogmas o deidades. No hace distinción entre las razas, nacionalidades, culturas o credos, promoviendo la unidad en la diversidad de las manifestaciones. Dirigiéndose al hombre como célula de la humanidad, a todo ser que tenga sed de la vivencia de Dios.

A través de la práctica de la yoga se logra el conocimiento del hombre en los campos físico, mental y espiritual y las disciplinas prácticas para alcanzar la Meta Suprema humana consiste en realizar la vivencia de Dios, la unificación con el Todo.

La práctica de la yoga aumenta el poder de concentración y se obtiene una perfecta relajación al sistema nervioso y a la mente: ayuda a mantener la estabilidad emocional, puede reducir el peso y conservar un cuerpo sano. Por medio de la práctica yoga, se acelera la evolución del hombre y se logra la plenitud y riqueza de la vida. Es de hecho la ciencia de vivir una vida pura y saludable.

Por medio de la práctica de la yoga se obtiene una proporción adecuada, una mezcla de lo espiritual y lo material, para que haya equilibrio en el campo individual, social, nacional e internacional. El hombre debe progresar, tanto en el campo espiritual como en la materia, su desarrollo debe ser integral. Además la persona que practica esta milenaria filosofía vive en armonía consigo mismo y con el mundo que lo rodea.

El primer sistema escrito de la filosofía yoga son los yogas Sutras de Patanjali, que fueron escritos alrededor de los años 200 a 400 antes de Cristo y fue escrito en Sánscrito. El libro de Patanjali, es el primer escrito de un conocimiento antiguo que se lo enseñaba de persona a persona. Según Patanjali la yoga suspende las ondas mentales (vrittis) lo cual resulta en conciencia, que significa la habilidad de poder poner atención en su vida. Esto significa el vivir lo que sucede fuera y dentro de cada uno, en vez de afligirse por preocupaciones mientras la vida va pasando. Lo importante es evitar el gastar toda su vida en problemas y dolores de cabeza.

Para poder alcanzar esto, Patanjali enseña la práctica (abhaysa) y el no aferrarse (vairagya). Vairagya significa no necesariamente el despojarse de los bienes materiales, sino el asumir lo que significa usted y el mundo. He aquí una de las enseñanzas de la yoga para su práctica "Piensen que nada les pertenece y que todo pertenece a Dios. Esto es la sumisión a Dios. La entrega de sí mismo no significa un estado negativo de abandono de los deberes, sino un estado positivo en el cual se desempeñan los deberes con eficiencia e inegoísmo, al sentir que se es un instrumento en las manos de Dios. "Así es que no se debe tener apego ni a las personas, objetos y lugares y aceptar lo que la vida nos ofrece, disfrutarlo y dejarlo ir. El apego es lo que hace sufrir a los seres humanos.

La filosofía yoga es el sistema completo, práctico, vigente en todo tiempo, que mediante la práctica de sus enseñanzas le da la posibilidad al ser humano para alcanzar su meta trascendental, la realización espiritual, su reunificación en conciencia con el Ser Supremo.

Existen siete senderos principales que constituyen la Filosofía Yoga y son:

1. Karma Yoga (Sendero de la Acción)

2. Bhakti Yoga (Sendero de Devoción)

3. Raja Yoga (Sendero del Dominio Mental)

4. Jñana Yoga (Sendero de Conocimiento Superior y Liberación)

5. Hatha Yoga (Sendero de la Vida Saludable)

6. Kundalini Yoga (Sendero de la Energía Latente) y

7. Mantra Yoga (Sendero de Vibraciones Espirituales).

Cada rama es independiente y conduce al practicante a la Meta Suprema, que es la liberación de la ignorancia y la eliminación de los sufrimientos mediante la Iluminación y la Unidad con el Ser Supremo. Uno puede elegir cualquiera de las ramas o puede combinar la enseñanza de varias ramas en una síntesis de yoga.

Capítulo 2

Karma Yoga

Karma Yoga.- Sendero de la acción, el cual todo el bien que se hace traerá una merecida recompensa, mientras que el mal que se hace traerá un mal resultado. Así en la física se dice que "para cada acción, hay una reacción contraria".

Esta es la Ley del Karma o la Doctrina de Causas y Efectos. De modo que en esta filosofía, la reciprocidad o la justicia prevalece automáticamente. Cada buena acción de cualquier índole que sea, lo acerca más a uno a su meta final, y es en sí misma una acción yóguica, puesto que trae su grado de Unión.

La palabra karma deriva del verbo sánscrito Kri, cuyo significado es hacer, toda acción es karma. Técnicamente esta palabra también significa los efectos de las acciones.

Así es que el karma es la ley de causalidad (de causa y efecto): Según pensemos y actuemos, así viviremos, cosechamos lo que sembramos. La ley kármica establece una cadena de causas y efectos por medo de la conducta de los seres humanos y ajustados para cumplirse. Por tanto no existe lo que se llama suerte, ni lo que se denomina accidente.

La ley del karma es una ley impersonal, pero no es arbitraria, ya que es impersonal, es, como consecuencia, imparcial. No participa de lo personal ni de lo caprichoso. No es injusta, ni fatalista, ni castigadora, sino al contrario es justa, es inviolable, irrevocable por su estabilidad, justa, causal y no casual, acumulativa pero no unilateral o egoísta.

Existe karma colectivo y karma individual. El colectivo puede ser internacional, nacional, de grupo, familiar, etc. El ser humano puede unir sus ideas a otros individuos y formar así una entidad psicológica: la mente colectiva. Individualmente un hombre no tendría el valor, no sería capaz de cometer determinado crimen, y sin embargo las fuerzas sociales de grupo, los impulsos primitivos de la mente colectiva, pueden arrastrarlo a cometer actos, que después en la intimidad consigo mismo se lo reprocharía severamente. De esta manera se crea el karma colectivo que así como el individual tiene que ser liquidado.

Las guerras están íntimamente relacionadas con el karma colectivo, así como las crisis económicas y sociales, y del otro lado las épocas de abundancia y prosperidad.

El karma individual es dependiendo ya sea de su intención o ya de su acción, por lo cual, según el acto el karma puede ser de comisión o de acción. El karma de comisión es cuando cometemos el hecho, es decir, efectuamos la acción ya sea en beneficio o en perjuicio de alguien y el karma de omisión es aquel en el cual omitimos de cometer un llamado "pecado" lo cual acarreará un bien al sujeto. Tomaremos en cuenta el hecho que podemos dejar de hacer un mal, pero de ello puede resultar otro mal peor, por la intención buena o mala del sujeto que efectuó el acto de omisión. También en el caso en que dejamos de hacer un bien, en una aparente neutralidad, resultando de ello un mal de omisión. En este caso, la intención buena podría modificar favorablemente el karma, mientras que una intención de indiferencia, apatía, o dejadez, puede acarrearle al sujeto un karma negativo.

Así es que según la intención, el karma puede ser físico, si se intenta usar las leyes de la naturaleza moral, si se usan las leyes psicológicas en contra o a favor del hombre y espiritual, si se usan las leyes cósmicas igualmente en contra o a favor del Creador y su obra. Finalmente, podemos hallar un karma de intención en forma combinada; física, moral y espiritual.

Todo karma queda registrado de una de dos maneras: como bien que se pudo hacer y no se hizo (que es la omisión del bien) o como bien que se hizo (que es la comisión del bien. Los resultados del primero son negativos y los del segundo son positivos.

Nadie puede obtener cosa alguna a no ser que la merezca; ésta es una ley eterna, infalible, algunas veces podemos pensar que no es así, pero con el tiempo se llega uno a convencer de ello. Nuestra arma determina lo que merecemos y lo que podemos asimilar. La responsabilidad de lo que somos es nuestra y cualquier cosa que deseamos, tenemos el poder de lograrlo.

Si lo que somos ahora es el resultado de nuestras pasadas acciones, se desprende de ello que todo lo que deseemos ser en el futuro puede ser producido por nuestras acciones presentes; así es que debemos estar muy atentos de saber como actuar. El Bhagavad Gita respecto al karma dice "Que es ejecutar el trabajo con habilidad como si fuera una ciencia: sabiendo cómo trabajar se pueden obtener los más grandes resultados". Debe uno tener presente que toda acción es simplemente exteriorizar el poder de la mente. El poder está dentro de cada individuo, así como el conocimiento.

El ser humano actúa por motivos distintos; no puede haber acción sin motivo. Algunos quieren dinero y trabajan por obtener dinero. Algunos quieren fama y trabajan por la fama.

Otros buscan poder y trabajan para obtenerlo. Hay quienes quieren conseguir el cielo y actúan con el fin de alcanzarlo. También hay personas que trabajan como cumpliendo una penitencia: después de cometer una serie de fechorías, de maldades, construyen un templo o les dan donativos de importancia a los sacerdotes para comprárselos y obtener de ellos un pasaporte para llegar al cielo. Piensan que con esta clase de donativos se purificarán y seguirán su viaje sin pagar sus vandalismos.

Hay personas que trabajan por amor al trabajo, sin preocuparse de fama, ni renombre, o de ir al cielo y hay otros que hacen bien a sus semejantes y ayudan a la humanidad sin razonarlo nada más con el deseo de hacer el bien y aman el bien. Existen hombres que dan amor, servicio, bondad, etc. Sin esperar recibir nada a cambio, pero la ley del karma hace lo suyo.

Debemos ofrecer todo a Dios, sin reclamar beneficio, agradecimiento, alabanza o reconocimiento. La Voluntad Divina cuya voz debemos de escuchar, es quien rige nuestros actos. A su impulso, debemos atender obedientes. Es importante seguir esta línea de conducta, como medio de realización de la finalidad más alta del ser: La unión con la Divinidad.

El Bhagavad Gita –III-19 dice: "Por lo tanto, ejecuta siempre sin apego el trabajo que debes hacer: porque realizando las acciones sin apego, el hombre alcanza lo Supremo":

La ley del karma obra con cierto ritmo, constituyendo ciclos, algunos de bienestar y otros de dolor. Existen momentos en que podemos iniciar empresas y abatir penalidades y épocas en que nuestro esfuerzo no rinde lo suficiente, pareciendo todo adverso. En tales casos, debemos adaptarnos a las circunstancias, sabiendo que son épocas de reflexión, de cambios y tratar de aprender aquello que la situación quiere enseñarnos.

Veamos estas etapas de la vida como algo positivo. En los tiempos buenos debemos recordar que el dolor existe que otras personas sufren y tratar de ayudar a quien lo necesite y debemos de aceptar los éxitos con equilibrio. Pensamiento y acción deben funcionar para mantenernos estables, y tener presente que la meta del hombre no es el placer, sino el conocimiento. Estos ciclos tienen la finalidad de develarnos el conocimiento a través de la reflexión. Todo conocimiento tiene un origen en la mente.

El conocimiento espiritual es lo único que puede destruir nuestras miserias para siempre; cualquier otro conocimiento solo satisface las necesidades por cierto tiempo: El conocimiento del espíritu es el único que destruye para siempre la condición de necesitado; así, la ayuda espiritual es la más elevada ayuda que puede brindarse al hombre: aquel que da conocimiento espiritual es el más grande benefactor de la humanidad y como tal vemos que los hombres más poderosos son aquellos que han ayudado al hombre en sus necesidades espirituales, porqué la espiritualidad es la verdadera base de todas nuestras actividades en la vida. Un individuo sano y fuerte espiritualmente, será fuerte en todos los aspectos. Cuando no se tiene fortaleza espiritual, ni siquiera las necesidades físicas podrán ser bien satisfechas.

Enseguida de la ayuda espiritual viene la intelectual: el dar conocimiento es mucho más elevado que dar alimento y vestido; es aún más grande que dar la vida a un hombre, porque la vida real de éste consiste en el conocimiento; la ignorancia es muerte, el conocimiento, vida. La vida es de muy poco valor si transcurre en la oscuridad, marchando a tientas entre la ignorancia y la desdicha. Sigue en orden, naturalmente, la ayuda física. Por lo tanto, cuando ayudemos a nuestros semejantes, debemos tratar de no cometer el error de creer que la ayuda física es la única que puede brindarse; no sólo es la última sino la menor, pues no puede producir satisfacción permanente.

El malestar que siento cuando tengo hambre, lo satisfago comiendo, pero el hambre vuelve; mi sufrimiento sólo acaba cuando está satisfecho mas allá de toda necesidad. Entonces el hambre no me hará desdichado; ningún sufrimiento ni pena podrán conmoverme. Así que la ayuda que tiende hacernos espiritualmente fuertes es la más elevada, pero sigue la intelectual y después la física.

El sufrimiento del mundo no puede ser remediado solo por la ayuda física; en tanto que la naturaleza del hombre sufra cambios, esas necesidades físicas surgirán siempre y las desventuras serán continuamente sentidas sin que ninguna ayuda física pueda remediarlas completamente.

La ignorancia es la madre de todo el mal y de todo el sufrimiento que vemos. Que el ser humano cultive la inteligencia, sea puro y espiritualmente educado y fuerte, solo entonces cesará toda desdicha en el mundo; antes no. Podemos hacer de cada casa un asilo; podemos llenar la tierra de hospitales, las desdichas humanas continuarán existiendo mientras no cambie su carácter.

La vida nos condena a continua acción y su encadenamiento a continuo dolor. El deseo nos ata a impulsar el anhelo de vivir. Debemos atacar ese deseo, para evadirnos del ciclo de penalidades.

La ley del karma, como cualquier otra ley universal, que brotó de la voluntad y la sabiduría de Dios, funciona independientemente de nuestro conocimiento o desconocimiento de la ley. El pensamiento humano es creador. El hombre puede crear su destino y en efecto es quien lo crea. Él crea para sí mismo lo bueno y lo malo a través de todas sus vidas. Por lo tanto no existe el fatalismo o buena suerte. El hombre crea su propio destino, que es a su vez el karma.

Todo objeto y todo acto se inician en el pensamiento. Cosechamos lo que producimos. Es decir, lo que producimos en el pensamiento. Porqué es bien cierto que el pensamiento se materializa, lucha por expresarse, por salir a la superficie. Lo que se materializa es paralelo a lo que se pensó. Si la obra materializada es negativa, fue que así se pensó. Pensar y ambientar mentalmente pobreza, trae pobreza. Anhelar riquezas atrae riquezas. El hombre es lo que piensa que es. Por eso se debe tener mucho cuidado con lo que se piensa.

Cuado el individuo piensa y actúa, y por tanto va creando su propio destino en esta y en futuras vidas, va guiado por los ideales y ambiciones y sueños que su nivel de conciencia le dicta. El karma se está creando continuamente por nuestros pensamientos. Por esto es acumulativo. A veces el karma positivo o negativo no produce efectos inmediatos, y la persona cree que como nada le ha ocurrido –si es negativo– puede seguir haciendo una serie de maldades, en la seguridad de que no hay justicia divina que le eche en cara aquello; y si es positivo cree que Dios no escucha sus suplicas. La verdad es que toda acción queda registrada y en su madurez se cumple, ya sea en esta vida o en otras futuras.

El doctor Swami Pranavananda dice: "Sin la reencarnación, la persona tendría muy pocas oportunidades de alcanzar la liberación. Cada cual tiene un pasado y un presente. Tenemos un presente y un futuro. De acuerdo con las cosas hechas y alcanzadas, se decidirá el futuro de lo que cada uno será". La ley de la causa y efecto nos hace responsables de nuestros pensamientos y acciones. No podemos desplazar la culpa a otros, ya sea a Dios o bien a los hombres.

El practicante de karma yoga debe trabajar incesantemente, pero abandonando todo apego a la acción, manteniendo la mente libre, sin identificación con nada. La naturaleza de la esencia está por encima del sufrimiento y la felicidad destruyendo el egoísmo. Reflexionemos en que Dios, en su Omnipresencia, está en cada ser viviente. Si hacemos un servicio a alguien, a Dios mismo servimos. Todos formamos la Unidad.

Debemos tener bien presente que cualquier acción que nos acerca a la perfección, es positiva. Considerémosla como algo que debemos realizar. Toda acción que afirma el egoísmo, es negativa para nuestro objetivo y no debemos llevarla a cabo. Siempre que exista una oportunidad para ayudar a un semejante, debemos aprovecharla. Esta práctica nos hará fuertes en lo positivo y para ello debemos considerar que la mayor ayuda es la que libera de la miseria por siempre. Proporcionar a alguien el conocimiento espiritual, es el bien más grande que se puede dar, dice el Bhagavad Gita: "Algunos ofrecen sacrificios con bienes materiales; otros con austeridades; otros con yoga; algunos con la adquisición y otros con la comunicación del conocimiento. Todos son sacrificios devotos, severos y serios esfuerzos". (IV-28).

El conocimiento espiritual aclara, libera al ser humano de situaciones que no tienen explicación, si enfoca su pensamiento superficialmente, como sucede frecuentemente; ahorra sufrimiento y abrevia el sendero hacia la cúspide de la evolución.

El karma yoga requiere una entrega total, absoluta, de voluntad y pensamiento, a la Divinidad. Esta auto-entrega debe ser consciente, midiendo los alcances del acto, porque en el futuro debemos estar vigilando que la mente no nos traicione y conscientemente se vista de sabiduría, de humildad y haga surgir el deseo y el egocentrismo en los actos. Esa auto-entrega lleva inherente la renunciación interna al deseo personal y una ruptura de la capa que constituye el ego, que nos aísla, para que libremente fluyamos al océano de la Unidad.

Capítulo 3

Bhakti Yoga

El Sendero de Bhakti Yoga se caracteriza por la devoción. Para poder llegar a la meta mas elevada, el aspirante debe enfocar su meditación en el Ser Supremo y actuar sin egoísmo con su prójimo. Como lo hacen muchas religiones, la yoga sugiere "amar a los que nos rodean" como mensaje universal de armonía.

Lo que uno ama a eso sirve. Mientras más plenamente lo ama, más totalmente se dedicará a ello. Cando la unión es completa, total entre el devoto y Dios, no existen diferencias, sino solo identidad. Un ser se realiza a sí mismo por medio de la entrega de sí mismo, de todo corazón a lo más preciado. Toda acción física, mental o espiritual, debe ser aplicada a la unificación de la conciencia humana con la conciencia divina, esto es fundamental en el sendero filosófico del Bhakti Yoga.

La persona que practica este sendero, realiza y comprende que la naturaleza de Dios es Omnipotente; además gracias a su desinteresada devoción aman a todos y ven en cada ser vivo la Presencia Divina dentro y fuera, en todas partes. Swamiji acerca de la devoción espiritual dice: "Devoción es dedicación con el cuerpo, la mente y el alma, a una meta. No es solo un culto externo hacia cierta deidad: es un estado de conciencia sublime y puro. A través de la devoción crece la sabiduría".

Toda vida es una sola, este mundo es un solo hogar y todos constituyen una sola familia humana. La creación es un todo orgánico, ningún hombre es independiente del todo. El hombre se hace desgraciado, cuando es egocéntrico y se separa de Dios.

Desde que nacemos, la vida se nos presenta como un fenómeno múltiple, donde la diversidad de los elementos y de las formas de vida, es tan grande que no podemos abarcarla.

En el transcurso de una vida humana, cada ser no alcanza a conocer a más de uno o dos centenares de seres humanos a pesar de los millones que habitan este planeta. La enorme mayoría de los otros seres permanecen desconocidos para cualquier persona y de la misma manera todo lo que existe en forma mineral, vegetal o animal. Sin embargo no es necesario conocer a todas y cada una de dichas manifestaciones para saber qué es la vida y cómo se manifiesta.

Recordemos que toda esa multiplicidad sólo existe en apariencia, pues la Unidad reina en toda la creación. Las leyes que rigen el macrocosmos son las mismas que las del microcosmos; hasta las más elementales formas de vida han sido planificadas por la Inteligencia Universal, ya o dijeron hace tres mil años los Upanishads, uno de los textos sagrados de la India "Lo que hay aquí hay allí y lo que hay allí hay aquí", y también "Solo al que ve la unidad entre la multiplicidad pertenece la verdad eterna".

Cuando el hombre no tiene conciencia de su origen divino no advierte esta Unidad. Entonces se siente diferente de su prójimo y se aísla. Se vuelve egoísta y se encierra en su ignorancia. De ese modo se condena a una de las peores muertes, la muerte espiritual, que lo aleja de Dios. En esta vida permanecerá muerto hacia lo espiritual.

Hasta que el hombre no comprenda cuál es su meta, su existencia carece de sentido. Debe tratar de alcanzar la Gracia de Dios.

Cuando la inteligencia madura y se aloja en el corazón, se convierte en sabiduría y cuando la sabiduría se integra a la vida y se manifiesta en acción, se convierte en devoción. La devoción y la sabiduría se complementan.

El sendero de la devoción, es el camino más directo hacia la Realización de Dios, es el amor espiritual, en donde se enfoca toda la concentración en el Ser Supremo.

La inteligencia es la forma más sutil de la materia y todos los seres humanos nacen con inteligencia. Ella se desarrolla con toda plenitud cuando armoniza con los ideales espirituales. En esas condiciones la comprensión del origen divino de cada ser, la manifestación de la unidad en toda forma de vida y la necesidad de la evolución espiritual se vuelve clara y accesible. Siguiendo este camino, el hombre alcanza un conocimiento superior y accede a estados más elevados de conciencia.

Entonces alcanza sabiduría, pero esta no se traduce tan solo en acumulación de conocimientos intelectuales, sino que consiste fundamentalmente en la experimentación de las verdades espirituales.

El Ser se advierte a sí mismo y comprende la grandeza de su Destino. Cuando el hombre logra esta transformación, comprende que su acción debe ser desinteresada, debe carecer de fines egoístas y no esperar los resultados de su acción. En otras palabras, su acción se convierte en servicio a sus semejantes y, a través de ellos, en servicio a Dios, es la práctica del amor espiritual.

Es decir, la inteligencia evoluciona y se convierte en sabiduría o devoción. Pero la sabiduría significa conocimiento y la devoción amor. ¿Cómo entonces se relacionan entre sí? Tener sabiduría significa haber adquirido un Conocimiento Supremo, no accesible por las vías de la razón y del intelecto, sino a través de la intuición.

El sabio ha experimentado la Unión con la Divinidad y en esta Unión el conocimiento se convierte en amor divino, amor espiritual.

Es por ello que la sabiduría y la devoción se encuentran siempre juntas, pues no es concebible la primera sin amor a Dios y el devoto que dedica sus acciones a Dios, acaba por alcanzar la sabiduría.

Cuando ambas virtudes habitan en el hombre, el Ser experimenta el gozo de la Vida Eterna.

Identificado con la Ley Divina, el ser humano despierto advierte la presencia de Dios en todas las manifestaciones y se une a la misma con alegría y regocijo.

Para experimentar la vida en esta forma, se requiere un estado de conciencia superior. El despertar de esta conciencia, permite al hombre integrarse a la vida en forma plena y distinta. Los altibajos de la existencia ya no significan nada para él, y su ser mantiene siempre el equilibrio ante cualquier evento de su vida.

El hombre anhela a conocer a Dios, entenderlo, amarlo y llegar a una comunión con Él. Existen diferentes formas del llamado espiritual, cada individuo, al llegar a determinado nivel de evolución volverá sus ojos a lo trascendente.

Quienes han llegado a la consumación de la meta espiritual, son como los frutos que han madurado. Todo ser humano llegará a esa plenitud tarde o temprano.

Swami Pranavananda manifiesta en el libro "Yoga para la Humanidad" Cha. X-25 que hay 9 formas de devoción a Dios, y son:

1. Sravan (Devota atención).

Significa: devota atención para escuchar las enseñanzas y relatos sobre Dios y Su Gloria.

Antes de vivir la experiencia de Dios y unirse a Él para siempre, el practicante recorre muchos caminos, desecha muchos conceptos acerca de la Identidad Suprema y adopta otros. Bhakti yoga tiene dos formas: Apara-bhakti que consiste en la devoción, la adoración a un Dios personal y Parabhakti, que es la adoración y devoción a un Dios impersonal, al Absoluto. Esta división se origina en el desenvolvimiento mental del devoto. A medida que se deshace de la ignorancia, tanto la imagen que crea de Dios como sus ofrendas a Él, cambian, teniendo implícito siempre el anhelo de Unidad con la Divinidad, para llegar al concepto de un solo Dios. Cuando se piensa que detrás de cada fenómeno metereológico, detrás de cada manifestación de la naturaleza, hay un Dios con determinadas cualidades, se debe empezar por considerar que, definir a Dios con algunas cualidades, es limitarlo a la mente humana, a Él, que es Infinito, Infalible. Abstracto para el intelecto, la conciencia Infinita del Yo Universal. De acuerdo a los Upanishads, el hombre encierra en sí mismo el principio de todas las cosas y está dotado de espiritualidad, El Yo individual se expande hasta universalizarse. Inversamente, el Absoluto penetra en el alma individual, se entroniza en el espíritu individual.

2. Kirtan (Recitación de los Cantos).

Significa recitar los mantras y cantos devocionales Determinados mantras y cantos, cuando son recitados en forma entonada, producen vibraciones espirituales para brindar serenidad y paz interior. Una de las prácticas del devoto es el enfoque de su amor y conciencia a la repetición del nombre de Dios, o entonación de formulas que hablan de la grandeza del Omnipotente, o repetición de aquellas que preparan psicológicamente al devoto para la práctica de la meditación, como medo para alcanzar la Unión.

A través de la práctica del mantra se obtiene una sorprendente paz y el despertar de emociones positivas.

3. Smaran (Recordar a Dios).

Smaran significa: Recordar a Dios, en todo momento "El devoto, piensa, respira, actúa, y existe pensando en Dios, lo cual ayuda para divinizar su conciencia. Swamiji indica con esto "Que en la forma de devoción llamada Smaran, el devoto de Dios no lo aparta de su mente; sabe que en Él vive se mueve y es ¿Acaso la naturaleza no nos habla constantemente de Él? El mar, la lluvia, los rayos solares, los bosques etc., todo es obra de Dios.

Él es quien permite que se mueva y crezca cada ser. Él está tras la sonrisa de un amigo, tras el servicio que nos hace un desconocido, tras la enfermedad que nos enseña a aquilatar, la enfermedad y el dolor que siempre nos aporta una enseñanza.

4. Pooja (Adoración y rito religioso)

Son ofrendas y plegarias a Dios. La evolución del pensamiento ha traído consigo un cambio en el rito religioso, en la ofrenda y en la adoración. Las primeras ofrendas del hombre a Dios, para testimoniar su reconocimiento de superioridad, temor, respeto y amor, fueron alimentos: leche, miel y frutos. Más adelante ofreció sacrificios cruentos de ovejas, cabras, caballos, búfalos y a veces, hombres. Los reyes de la antigüedad construyeron templos magníficos, dedicados a sus dioses.

Desde épocas remotas en las que se ofrecían sacrificios, hasta la elevación del pensamiento a las regiones de la idea abstracta y pura, se ha rendido culto al Absoluto, a Aquel que es la Única Realidad, lo Eterno e Inmutable.

Dice el Gita: "Cualquier cosa que hagas, que comas, que ofrezcas como sacrificio o como regalo, cualquier austeridad que practiques dedícalo todo a Mí". (IX-27).

Los actos serán divinizados, cuando el yo desaparezca, aparecerá la Divinidad. No tengamos miedo al fracaso ni nos apeguemos al triunfo. Seamos espontáneos. Pensemos que nuestra acción no debe perjudicar a nadie. Que todos nuestros pensamientos y acciones estén dedicados a Dios.

5. Seva (Servicio a la humanidad).

Seva significa: Servir a Dios en todas sus manifestaciones. El servicio debe ser totalmente desinteresado. Una de las formas de servir a Dios, es sirviendo a la humanidad.

El gran poeta Tagore nos dice: "Dios está donde el labrador cava la tierra dura, donde el picapedrero pica la piedra, está con ellos en el sol y en la lluvia, lleno de polvo el vestido. ¿Libertad?, ¿Dónde quieres encontrar libertad?, ¿No se ha atado El mismo, lleno de alegría a la creación?, ¡Si Él esta atado a todos nosotros, para siempre!, ¿Qué importa que tus ropas se manchen o rompan?, ¡Ve a su encuentro, ponte a su lado, trabaja y que sude tu frente!

En esta forma de devoción, lo importante es el contacto que logre el hombre con Dios, el intercambio consciente de las manifestaciones de amor, por parte del devoto, Así, la acción desinteresada para sus semejantes, lo eleva hasta alcanzar la devoción suprema, que es la del amor a Dios puro, sin demanda, ni anhelo. No dejemos pasar ninguna oportunidad de servir a nuestros semejantes, aún considerándolos alejados de ser la personificación de Dios: sus actitudes superficiales, por negativas que las consideremos, son algo perecederas; bajo ese disfraz mora la perfección, lo que es Uno con nuestra esencia.

6. Namas Kara (Salutación devota).

Nos dice Swami Pranavananda que Namaskara significa postración y salutación ante las imágenes divinas y lugares sagrados. Esta forma de devoción es un medio muy efectivo para disolver el ego y cultivar la humildad y sinceridad.

El orgullo y el ego son obstáculos que nos impiden trascender la comprensión humana. El ego es la causa de toda esclavitud y es el principal obstáculo para experimentar la Realidad Interna.

7. Dasya (Servidor con visión espiritual).

"El ser humano, por su naturaleza, tiene el deseo inherente de ser importante y grande y mandar a los demás. Esto crea el complejo de superioridad, fortaleciendo su personalidad egocéntrica "dice Swamiji: Siempre debemos estar atentos, cuando nos consideremos hacedores, auto-suficientes, olvidando que solo somos instrumentos del Hacedor Único. Debemos tener presente que todo procede de Dios. Toda acción, todo conocimiento, tiene una única fuente: el Omnipotente, Omnipresente, Omnisciente.

8. Saklhya (Amar a Dios como un amigo).

Amar a Dios en forma de un amigo, significa abrir el corazón a Él, sin reservas y en consecuencia, identificarse en su totalidad.

La relación con el Amigo Divino, es cosa dulce e íntima. Presupone una igualdad y auto-entrega mutua.

Acercándonos a la Divinidad, a través de nuestro ser emocional, vamos al encuentro de la Verdad que desciende hasta nosotros, para que surjan nuestras emociones y nos elevemos a ella. Esto nos prepara para entrar en relación íntima con Dios.

Siendo el Absoluto manantial de vida, perfección, amor y justicia, sólo puede inspirarnos amor y aspiración a ser Uno con Él y en esta forma de devoción, solo hay que entregarnos incondicionalmente, o sea, usar ese margen de libertad que también proviene de Él, para hacer su voluntad siempre; concientizándonos de que somos sus instrumentos.

Como devotos anhelantes de esa Unión, debemos pedir la Gracia tratar de hacernos acreedores de ella para sentir el amor puro lo cual Swamiji dice: "El amor es como un rayo de sol, cálido y brillante; el amor levantará la pesada carga y la aligerará. Dios es amor y Él vive en ti; la luz de su amor brillando nos llegará (Del libro "Yoga y Swami Pranavananda. Su misión mundial". XIV-7). Ese amor nos dará la energía para salvar los mayores obstáculos.

Capítulo 4

Raja Yoga

Raja Yoga es el Sendero del Dominio Mental. Enfoca la atención y los esfuerzos en el campo y la mente con el propósito de dominarlos y de eliminar cada uno de los obstáculos físicos y mentales que impiden que el Ser goce de la perfecta unión.

Este Sendero fue sistematizado por el sabio Patanjali, quien creó un sistema perfectamente organizado y progresivo para conducir al hombre a su meta espiritual.

Este sistema consta de 8 pasos de los cuales los dos primeros tratan de la aspiración ética del practicante, sin la cual no hay posibilidad de formar una sólida base para el progreso espiritual.

1. Yamas o abstinencias
2. Niyamas u observancias
3. Asana. Postura
4. Pranayama. Control del prana
5. Pratyahara. Control de los sentidos

6. Dharana. Concentración
7. Dihyana. Meditación
8. Samadhi. Estado trascendental

YAMAS o abstinencias son cinco y se refiere a los males comunes de todos los seres humanos, de manera que uno debe tenerlo presente en todo momento para no caer en ellos.

1. No Dañar (Ahimsa). Es la práctica de la no violencia de pensamiento, palabra o acción. En toda criatura viviente mora Dios. Si dañamos a una criatura, a un ser vivo, dañamos a la Unidad. Practicar ahimsa es desarrollar un manantial de acciones positivas de eliminar los impedimentos que aíslan a cada ser humano, haciendo un todo fuerte en el amor. Dios es amor, justicia, verdad, sabiduría. A través del desarrollo de este sendero nos conducirá a este elevado fin, a integrarnos a Dios; es la meta de la vida.

2. No mentir (Satya). Es la disponibilidad para hablar la verdad, para no engañar. Mentir conlleva la intención deliberada de engañar, de distorsionar una información. El mentir puede estar dirigido hacia las personas que nos rodean o incluso hacia nosotros mismos. A través de la mentira se le puede hacer un daño irreparable a una persona, además se debe tomar en cuenta que el daño mayor que se produce recae en la persona que mintió, lo que con toda intención deformó los hechos, pues bien se sabe que el que actúa mal, mal le va.

3. No robar (Asteya). Esto significa no solo abstenerse de robar, sino también de abstenerse de acumular de una manera desenfrenada bienes. El almacenar ropa que no satisface necesidades sino superfluidades, mientras no haya quien no la tenga, es un robo. Lo que no se use, lo que no se consuma, hay que entregarlo a quien lo necesite: Si Dios nos ha permi-

tido tener más de lo necesario, debemos superar el egoísmo, practicar el desapego y compartir con quien lo necesite.

Hay que tener presente que toda acción de retención o almacenamiento de bienes materiales, más allá de lo justamente necesario para el desarrollo de la vida, puede considerarse un robo, puesto que esto implica quitar a otros la posibilidad de usar esos bienes para su correspondiente bienestar.

4. No ser sensual (Brahmacharya). Se refiere a la moderación o continencia en la vida sexual. Es un factor importante que influye en el sendero espiritual.

A través de la práctica de la yoga, nos proporciona las herramientas para llevar una práctica sexual equilibrada acorde con una conciencia en vías de superación.

5. No Apegarse (Aparigrah). La practica de este sendero es no tener apego a los objetos mundanos, incluyendo personas, lugares y cosas.

Debemos tener presente que nada de lo que poseemos es nuestro. Así como no podemos hacer nada para retener las células del cuerpo, que se van reemplazando unas a otras, así debemos de hacerlo con todo lo que nos presta un servicio y luego pasa a otras manos, como sucede con el dinero y las cosas que perdemos voluntariamente.

En cuanto a las personas debemos pensar que cada cual tiene un sendero muy particular que vivir. Todos tenemos algo que aprender, que experimentar, que liquidar en un momento determinado, que no coincide con las personas que amamos. El verdadero amor libera no ata a una etapa de evolución. En cuanto a los lugares donde vivimos y trabajamos, debemos abandonarlos si es necesario, sin dolor, pues no hay, por remoto que esté, donde no encontremos la presencia de Dios.

El apego es lo que nos hace sufrir, debemos tratar de vivir el aquí y el ahora, disfrutar lo que la vida nos presenta, debemos pensar que en la vida todo pasa y nada es para siempre y esto nos va a permitir ser felices.

NIYAMA (Observancias) es un conjunto de cinco principios.

1. Sauch (limpieza). Se refiere a la limpieza del cuerpo, la del ambiente ese que se vive o en donde se trabaja y la limpieza interna, la de pensamientos, juicios, crítica, etc.

La limpieza del cuerpo debe realizarse con la convicción de que es el templo donde mora la esencia espiritual. Mantener la salud mediante ejercicio adecuado y una alimentación sana, vegetariana, evitando consumir productos dañinos como las bebidas que contienen alcohol, tabaco y drogas.

A través de la convicción interna de que somos la morada del Ser Supremo, que somos parte de Dios, estamos obligados a sanear nuestra naturaleza íntima, la que se logrará con la constante vigilancia de la pureza del material que ingresa a nuestro cuerpo mental, procedente del exterior, de lo que internamente se elabora en forma de pensamientos, razonamientos, juicios, etc. Y finalmente de los productos mentales que lanzamos al exterior, dirigidos hacia otros seres humanos, o en general a toda otra manifestación.

2. Santosh (Serenidad). Significa estar contento con lo que uno tiene, sin importar las circunstancias. Es aceptar las cosas como son. Cualquier situación que nos sobrevenga, ya sea que la consideremos buena o mala, debemos aceptarla con alegría.

Los problemas son parte de la vida cotidiana, como consecuencia de muchos de nuestros actos, generamos un sinfín de cosas innecesarias, nos oponemos a los acontecimientos que en muchos casos deben producirse naturalmente puesto que son parte de la vida material. El no entender la razón de las cosas, así como el mecanismo que gobierna todos los hechos materiales, da por resultado que continuamente nos opongamos a ellos. Las cosas son como son; ni absolutamente malas ni absolutamente buenas y ante cualquier circunstancia de la vida debemos permanecer con serenidad y pensar que todo en la vida tiene solución.

3. Tapas (Disciplina). La disciplina es una cualidad que los seres humanos debemos cultivar como parte de nuestra personalidad y para alcanzar la meta prevista en la vida. Existe orden en la naturaleza y en el Universo. Así es que debemos ordenar la mente, la emoción, el esfuerzo, el estudio, el trabajo, los gastos, etc. El desorden conduce al fracaso y el orden al éxito.

El hombre disciplinado desempeña múltiples actividades para el bienestar familiar y social. El hombre indisciplinado siempre se queja de que no le alcanza el tiempo y no cumple con sus compromisos. Los grandes personajes de la historia en cualquier campo, fueron individuos de disciplina e inquebrantable voluntad. La yoga es una disciplina, y se debe de cumplir con entusiasmo día tras día y el resultado que se obtiene es sorprendente.

4. Swadhyaya (Estudio de si mismo). Es el estudio de literatura espiritual y de las Escrituras, para el logro de una vida noble. El estudio de las Escrituras Sagradas nos proporciona la sabiduría de quienes han llegado al conocimiento de sí mismos. Entre la literatura aconsejada por el doctor Pranavananda, se considera: Bhagavad Gita, Yoga Sutras de Patanjali, Los Upanishads, La Biblia, etc.

Generalmente los seres humanos nos dirigimos constantemente hacia el exterior. Continuamente estamos ocupados en observar, evaluar, analizar y enjuiciar todo lo que nos rodea, pero lo que casi nunca manejamos es la práctica de incursionar nuestro ámbito interno, utilizando nuestra propia mente terreno que desconocemos.

Es muy común que dentro de esa actividad hacia el exterior generalmente lo hagamos para juzgar a nuestros semejantes, pero en cambio, casi nunca o nunca dedicamos un trabajo para juzgar o bien para evaluar nuestra propia actuación, con la idea de corregir los errores que cometemos.

Debemos de tener el valor de poner sobre la mesa, a la vista de un juicio sereno todos los aspectos negativos de nuestra personalidad; malos hábitos, temores, miedos, intransigencia, negligencia, intolerancia, ira, tendencias, etc., y tratar de modificar y esto lo vamos a lograr a través de la práctica de la Filosofía Yoga o de cualquier otra Filosofía.

5. Iswarapranidhan (Dedicación del ser al ideal del Ser Supremo). Devoción a la forma de Dios, personal e impersonal. Este sendero se refiere al abandono de sí mismo a Dios, de entregarse plena y confiadamente a sus designios.

Vivimos en un mundo caótico, se vive de prisa y olvidamos su objetivo, el manantial de donde procede y que todo viene de Dios que es Omnipotente, Omnipresente y Omnisciente. Debemos ofrecer cada acto de nuestra vida a Dios, cada instante y tenerlo presente en nuestra mente, en nuestro corazón y ver a nuestros semejantes como una parte de él.

ASANA: El dominio de la posición corporal.

Es el tercer paso del Raja Yoga, la práctica de Asanas nos proporciona salud física y mental.

Las asanas son posturas físicamente inmóviles y mentalmente activas, y se realizan en la 2ª. Parte de la Hatha Yoga. Las asanas o posturas mantienen el cuerpo fijo en una posición equilibrada, donde la respiración fluye naturalmente. Estas posturas fijas tienen por objeto actuar sobre algún órgano, arteria, nervio, etc. O bien llevar a los músculos a un estado optimo de flexión y elasticidad. Es importante señalar que lograda la postura deseada, además de los beneficios fiscos, también se logra un estado de serenidad mental. La quietud física es el primer paso para la quietud mental.

A través de dichas posiciones se obtienen los siguientes beneficios: La circulación sanguínea se realiza óptimamente en todo el cuerpo evitando de que la persona tenga que cambiar continuamente de posición o mover alguna parte del cuerpo, además permite que todos los músculos que intervienen directamente en cada una de ellas se mantengan con un mínimo de tensión lo cual permite largas sesiones sin llegar a la fatiga y finalmente, la respiración pulmonar puede realzarse sin ninguna dificultad.

Estas condiciones favorecen la posibilidad de que la mente se serene. Tres son las Asanas aconsejadas por Swami Pranavananda para la práctica de la meditación: Padmasan (Postura de loto) Siddhasan (Postura del adepto) y Sukhasan (postura fácil).

Con la quietud del cuerpo, el gasto de energía es menor y se observan los cambios de la condición física que separa la vida en estado de sueño, de la vida en estado de vigilia. El pulso disminuye su ritmo; la corriente sanguínea es mas lenta. También algunas funciones orgánicas, como la respiración, se aminoran, mientras que en meditación, las funciones psicológicas como atención, concentración y voluntad, se intensifican.

PRANAYAMA. El dominio de la energía interna.

Estomológicamente, la palabra Pranayama significa: Dominio sobre el Prana, Prana: fuerza vital: Yama: Control del aire, maestría.

Pranayama se conceptúa como la suspensión a voluntad, del aliento del Prana. Prana está considerado como energía o aliento vital. Es la esencia de toda energía: gravitación universal, electricidad, magnetismo, calor, etc., todas son formas del Prana.

El pranayama tiene su efecto debido a la aportación del prana en el canal central (sushuma), el cual permite llegar al control del pensamiento y a un acondicionamiento físico, mediante la limpieza de los Nadis. El pranayama tiene influencias sutiles y poderosas, especialmente en el sistema nervioso; lo purifica y permite circular la energía vital a través de los nervios, sin obstrucción ni irregularidades y adquirir control absoluto de sus funciones. Mediante la purificación, la energía vital Prana puede ser dirigida hacia cualquier parte del cuerpo o fuera de él.

El Sistema Nervioso es una organización maravillosa, constituida por aproximadamente veinte mil millones de células, de las cuales ninguna descansa, aún en el sueño o bajo anestesia. Coordina entre sí los distintos aparatos del cuerpo y los integra: les imparte un ritmo de actividad y un límite de intensidad apropiado a las necesidades del cuerpo, para que el individuo se enfrente, de manera eficaz, con el medio ambiente. El organismo es un milagro de coordinación y colaboración.

Entre los distintos tejidos el sistema nervioso, en niveles jerárquicos, es el más complejo, solo una pequeña parte de la actividad de nervios y cerebro, está iluminada por la conciencia. A través de la práctica de los pranayamas, se va a obtener mayor control en el sistema nervioso entre otras cosas.

El practicante de Hatha-Yoga domina el movimiento externo de la respiración lo cual le permitirá alcanzar una conciencia de sus funciones internas, conciencia de su vida y acciones físicas, conciencia de su acción en los seis chakras o centros ganglionares del sistema nervioso; capacidad de dirigir el prana a través de toda la red de nadis de su sistema.

En la respiración ordinaria absorbemos una cantidad normal de prana. En la respiración regulada (pranaya), la cantidad es mayor y va dirigida a los órganos o se concentra en centros nerviosos, para ser usada cuando sea necesario. A través de los diversos pranayamas se aumenta la oxigenación de la sangre y la fuerza pránica penetra con mayor presión al organismo, propiciando una mayor oxigenación, pranización y enriquecimiento de la sangre en los pulmones.

Los pranayamas requieren atención, fuerza de voluntad, tiempo. Mucha es la atención que el organismo necesita, pero es necesario recordar que el cuerpo y el espíritu son las dos caras de la misma moneda.

El pranayama que se practica como preparación para la meditación, influye en el cuerpo físico y en el cuerpo etérico.

PRATYAHARA (Control de los sentidos).

El Pratyahara se deben alejar los sentidos de los objetos de sensación, se trata de un retiro del sujeto dentro de sí mismo, clausurando toda comunicación con lo externo. Así, en actitud de reposo se aleja de las sensaciones visuales, táctiles, auditivas, gustativas y olfativas.

Nuestra mente se encuentra en constante comunicación con los objetos del exterior a través de los sentidos. La práctica de Pratyahara consiste en ejercer control sobre dichos sentidos para desconectarlos de los objetos externos. El dominio de pratyahara, nos permitirá la salida de energía por los canales sensoriales, dará la posibilidad de acrecentar nuestra energía mental, manteniéndola en quietud para dirigirla a voluntad hacia la concentración.

La persona que ha logrado el poder de conectar o desconectar su mente de los centros a voluntad, ha logrado el objetivo de la practica de Pratyahara que significa "dirigirla hacia".

Refrenando el poder de ir hacia fuera de la mente, liberándola de su esclavitud a los sentidos. Cuando se logra esto se puede decir que se tiene carácter. Es dar un gran paso hacia la Liberación.

El retiro de los sentidos de los objetos de los sentidos, se logra a través de intentarlo una y otra vez, cuantas veces sea necesario. La práctica de pratyahara es indispensable en el camino del yoga del control mental y correctamente realizado abre las puertas al siguiente paso.

DHARANA (Concentración)

La concentración mental consiste en fijar la mente durante un periodo de tiempo prolongado, en un punto externo o interno. No puede haber concentración sin algo sobre lo que enfocar los rayos mentales. Ha de ser un solo objeto o idea.

Algunas personas se sienten orgullosas a veces de ser capaces de pensar en dos cosas a la vez. La mente no funciona así: sus ondas fluctuantes están simplemente pasando de una idea a otra, con la velocidad de la luz. La mente puede solamente hacer una cosa a la vez. Quienes imaginan que las labores mundanas como lavar platos, por ejemplo, se hace mas rápidamente pensando en una playa soleada y llena de palmeras, se engañan a sí mismos. Sus ondas mentales oscilan entre las imágenes que están soñando despiertos y la tarea que tienen entre manos. La atención aplicada al trabajo se ve desminuida, debido a las constantes interrupciones, mientras que sus manos también se mueven con mayor lentitud.

Cuando uno se encuentra absorto en la lectura de un libro o en un programa de televisión, no escucha uno de los ruidos que se producen alrededor, no se da uno cuenta de lo que sucede en nuestro entorno, no se percata de la persona que se aproxima. Esto es concentración o firme fijación de la mente en una cosa.

Todo el mundo posee en alguna medida de la capacidad de concentrarse. Una práctica consciente de la esta habilidad fortalece las corrientes del pensamiento, clarifica las ideas y pone en uno parte del inmenso poder latente de la mente.

La concentración puede también prevenir o minimizar los problemas de la senilidad. A partir de los 30 años las células del cerebro humano mueren sin ser reemplazadas a un promedio de 100,000 por día. Es de una importancia vital fortalecer y utilizar al máximo la propia capacidad durante la decadencia. Quien practica la concentración retiene una visión mental clara.

En yoga como en otras disciplinas espirituales, la concentración es el primer paso hacia la meditación, que a su vez lleva fácilmente a la experiencia de Dios. Lo que la mayoría de las personas llaman meditación no es más que concentración. El poder de la mente es dirigido y enfocado sobre una idea abstracta o un símbolo inspirador. Cuando todas las vibraciones de pensamiento ajeno se han apaciguado, uno va directamente a la fuente, como una flecha...

Han de transcurrir años, antes de que se produzca este cambio de conciencia en el individuo durante la práctica. Las personas mundanas se rigen por los sentidos. Los sentidos y los deseos son fuerzas que van hacia fuera, estimulan la tendencia natural de la mente a externalizarse. Cuando esto se produce, la mente se ve envuelta en la vorágine interminable de los acontecimientos. La aplicación adecuada de los sentidos pueden contribuir a internalizar la mente.

Mucha gente sin saberlo, vive atormentada por la inestabilidad de su propia mente. Para erradicar el mal ha de desaparecer primero el deseo por los estímulos sensoriales. Una vez que la mente ha sido aquietada y concentrada, cesa en su búsqueda de nuevos placeres. Cuando los sentidos están controlados y detenidos sin tendencias exteriorizantes, la mente ya no supone una amenaza para el éxito de la meditación. Durante las meditaciones la mente ha de tornarse hacia el interior para explorar sus propios misterios.

Toda creación es Dios. Todo cuanto existe es Dios. Una intensa concentración en cualquier símbolo puede, por lo tanto, llevar finalmente a la Realización de Dios. Aunque la mente está controlada durante la concentración, pero al momento en que se efectúa la meditación no puede controlarse. Uno entra en la meditación como se entra en el sueño. La meditación es un flujo constante de un pensamiento de lo Supremo. Es una identificación del sujeto con Dios y su experiencia es semejante al fluir del aceite de un recipiente a otro.

El mayor obstáculo para la concentración es la inquietud y el movimiento de la mente, ya que ésta salta de un pensamiento a otro, de una idea a otra, cuando una persona inicia su práctica, sus pensamientos como no están acostumbrados a esta disciplina saltan con ímpetu, sin ningún control. Para evitar este fluir de pensamientos y así lograr la concentración, uno debe fijar la mente firmemente en un solo objeto, intentarlo cuantas veces sea necesario, poco a poco y con la práctica continua logrará disciplinar la mente.

Es importante tener un cuerpo físico sano y fuerte. Es muy difícil concentrarse cuando se sienten molestias en las rodillas o en la espalda debido a una postura prolongada. Para poder enfocar la mente, uno ha de ser capaz de olvidarse del cuerpo por completo. La concentración solamente puede producirse con éxito cuando el cuerpo y la mente se conservan en un estado saludable. Las asanas mantienen el cuerpo y el sistema nerviosos fuertes y flexibles, y contribuyen a mantener ininterrumpido el flujo de la energía vital.

Para practicar la concentración se debe hacer en una habitación tranquila, sentarse en una postura confortable, con las piernas cruzadas, la columna vertebral recta, relajada.

Así como las leyes de gravitación, de cohesión, etc., operan en el mundo físico, así también operan las leyes del pensamiento como la de continuidad, en el plano mental. Las persona que practique concentración debe tener una comprensión exhaustiva de estas leyes. Debe ser consciente de que cuando la mente piensa en un objeto, también lo hace en sus cualidades y partes: cuando piensa en una causa, piensa en sus efectos. El conocimiento de las funciones de la mente se adquiere entrenándola a concentrarse en varios sujetos sutiles y densos, y de varios tamaños. Con la práctica y el tiempo se forma un hábito muy fuerte.

El objetivo primordial de la concentración es traer la mente al mismo punto y objeto una y otra vez limitando sus movimientos, al principio costará trabajo, pero con la práctica constante tendrá mayor control. Cuando medite en un objeto, recoja todos los pensamientos conectados con el objeto y no permita que entre en su mente ningún pensamiento relacionado con otro tema. Debe haber una sola línea de pensamiento, aunque es posible que están varias ideas relacionadas con el mismo sujeto. Las diversas ideas con el tiempo y la práctica puede reducirse a una. Llegará un día en que la mente quedará enfocada en un solo punto, como el sonido continuo de la campana de una iglesia.

Al principio de la práctica de concentración puede resultar tediosa, mientras se forman nuevas impresiones en el cerebro. Pero tras un periodo de práctica sistemática y continua se despierta un gran interés. A medida que el individuo avanza y observa algunos de los beneficios, se da cuenta que es difícil que abandone la práctica. Si lo hace por negligencia o bien por falta de tiempo, un solo día, se encuentra inquieto. La concentración aporta una enorme alegría, se obtiene una gran paz, fortaleza espiritual y dicha infinita, sondea las profundidades de la intuición y el conocimiento y lleva a la comunión con Dios.

DYANA (Meditación).

La meditación es un estado de conciencia que se obtiene en el silencio interno y que nos permite entrar en contacto con nuestro verdadero ser.

La meditación es una tradición universal que tiene su origen miles de años antes del advenimiento de la presente civilización. La meditación es la práctica por medio de la cual se propicia una constante observación de la mente. Requiere un tiempo y un lugar que es preciso utilizar regularmente en la tarea específica de descubrir ese pozo infinito de sabiduría que hay en nuestro interior, es sintonizarse en sí mismo con la conciencia de Dios. La meditación es el apaciguamiento de la mente y cierre al tumulto del mundo diario. Es escuchar las contestaciones de Dios a nuestras oraciones. Es el despertar de una parte de nosotros que ha estado dormida durante largo, muy largo tiempo.

La verdadera y profunda meditación consiste en hacerse uno con Dios, aunque solo sea durante una fracción de segundos. Entrar en la meditación significa concentrarse en Dios.

La meditación va de la mano con el propio desarrollo no solo en el campo mental, sino también en el del cuerpo físico. El fin espiritual más profundo de la meditación es la sintonización del alma con su Creador.

Es una realidad que la meditación mejora nuestra vida cotidiana en todos los sentidos. Las investigaciones científicas realizadas alrededor del mundo, además de la experiencia de 4 millones de meditadores alrededor del mundo, demuestra que de la práctica de la meditación resulta una mayor armonía del individuo, consigo mismo, con la sociedad y con la naturaleza.

La meditación no es una religión es una técnica que puede ser practicada por todo el mundo, independientemente de cualquier creencia, y si se tiene una religión la práctica de la meditación le ayudará a comprenderla mejor. La meditación es la práctica que capacita al hombre para vivir todo lo que las religiones han enseñado a través de los tiempos, por medio de esta práctica el hombre se eleva al nivel del Ser, y esto trae plenitud y todas las religiones.

Existen diferentes técnicas para acceder al estado meditativo pero más allá de sus formas, el fin es el mismo; dejar de identificarse con la manera de pensar cotidiana para entrar en otro estado de conciencia. Algunas promueven la concentración en alguna imagen mental. Otras técnicas utilizan música, formas visuales como los "mandalas", de una divinidad como Buda, Cristo, Krishna, etc. Algunas más recomiendan no poner la atención en nada externo para fijarla en el interno, como en algún punto del cuerpo o en el ritmo natural de la respiración.

Lograr el estado meditativo lleva tiempo, porqué la mente es como un caballo salvaje que resiste todos los intentos de control. Para asegurar el progreso son muy necesarios el orden, la disciplina, la perseverancia y ciertas técnicas específicas bajo la guía de un Maestro Espiritual (Gurú). Un Maestro es una persona que tiene conocimientos sobre el tema y por lo general prepara bajo su dirección instructores para transmitir sus enseñanzas.

La espiritualidad, o sea, ese despertar que se produce durante la meditación, crecerá y florecerá al comunicarse a los demás, como el amor.

El desarrollo de la espiritualidad y del amor no significan nada si no se comunican con nuestros semejantes. Esto no quiere decir que hay que decir una cosa y hacer otra, sino que la espiritualidad y el amor deben impregnar cada una de las células del cuerpo y la mente y convertirse en un modo de vida, tan esencial para vivir como la misma respiración.

El conocimiento y desarrollo espiritual no van a proceder de fuera, se va a dar dentro de sí mismo. Sólo cerrando todo lo demás y entrando dentro de sí mismo en el momento de la meditación, se hace consciente el hombre de lo que trata de encontrar.

Al alcanzar el crecimiento espiritual hay que aprender primero la ley que está por encima de todas las demás leyes: el amor a Dios, el amor a sí mismo, el amor al prójimo. Cuando uno entiende que estos tres preceptos se relacionan entre sí como parte de la Unidad, mayor será el crecimiento. Con el crecimiento espiritual llega la armonía en todas las cosas.

SAMADHI (Estado Trascendental).

Este estado final es la Unificación del Ser con el objeto de conocimiento, la conciencia de la Unidad en la diversidad, la Supraconciencia.

El Sabio Patanjali dice en sus aforismos, refiriéndose al Samadhi "La condicionada y limitada visión espiritual, toma primeramente forma de razonamiento externo, luego de juicio interno, después de felicidad y por último, de reconocimiento del ser individual".

Este estado es el fin de las luchas, de todo sufrimiento mental, de todo drama de la vida creado por la mente, después de la purificación física y mental, al vivir la ley que emana del Uno y que rige todas las verdades relativas.

Aquellos pocos que han llegado a tan sublime estado de conciencia, dicen que hay dos tipos de samadhi.

1. Samprajñata Samadhi: Que es conocido también por los nombres de: Savichar, Savikalpa, Sabeeja, Savitarka y Bahiranga, donde todavía existen impresiones y pensamientos sutiles y una sensación ligera de dualidad. Pero todos ellos producen poderes para dominar a la naturaleza. La adquisición de poderes no da ninguna liberación, más bien representa un peligro en el avance espiritual, porque constituye una tentación a la que hay que resistir para evitar un desplome de lo adquirido, con toda fuerza de voluntad.

2. Asamprajñata Samadhi, que tiene otros nombres: Nirvikalpa, Nirbeeja, Nirvichar, Nirvitarka y Antaranga. Este es el estado supraconsciente que nos conduce a la liberación, se logra cuando el tema de meditación es el Espíritu y en la culminación de la Meditación se evita cualquier pensamiento, siendo necesario un vaco total. Entonces se obtiene el dominio sublime, se vive en la Unidad Absoluta; el yo y Brahman ya no son dos entidades diferentes. La dualidad, el conocimiento queda atrás. El Atman brilla en todo su esplendor. El hombre común ha muerto. De sus cenizas surge la Unidad Infinita. En el estado de samadhi la conciencia trasciende las barreras de tiempo, espacio y causalidad y mundo fenomenal, donde la individualidad se convierte en Divinidad y la diversidad en la Unidad. Esta es la meta de Raja Yoga.

Capítulo 5

Jñana Yoga

El Jñana Yoga es el sendero del conocimiento. Este es el sendero del autoanálisis seguido por los videntes de la verdad. Yo no soy cuerpo. Yo no soy intelecto. Yo no soy sentimiento. Yo no soy intelecto. Yo soy algo más alto y diferente a todo esto. Por medio de este proceso introspectivo se realiza la identidad con Brahman (Ser Supremo). El estudio de las Escrituras de la ciencia yoga con la ayuda de un Gurú (Maestro Espiritual) es indispensable en este proceso de la autorrealización.

A través de Jñana yoga o yoga de sabiduría se llega a tener mayor entendimiento de la relación con Dios y el consiguiente amor a Aquel en quien vivimos y nos movemos y tenemos nuestro ser, cuando reflexionamos en lo que somos, tratando de encontrar lo que verdaderamente nos define, vamos a experimentar una sensación de vacío. De no saber ni que somos ni que hacemos aquí. A la pregunta ¿Quién soy yo? Nuestra respuesta inmediata es responder que nuestro nombre es tal, que nacimos en determinado lugar, que nuestros padres son fulano de tal, pero todos estos son datos o "etiquetas" puestas a nuestra persona y no la definen. Tener títulos universitarios, poseer una gran casa, tener cuentas bancarias, haber realizado tales o cuales viajes, siguen siendo datos que tampoco sirven para definir nuestra verdadera identidad.

Sabemos que nuestro cuerpo esta formado de sistemas, órganos, tejidos y células, pero... la pregunta sigue en pie y no se ha llegado a nada, y podemos enumerar una serie de características de orden material y no encontraremos la respuesta deseada.

El error que sucede es que solo aludimos a lo aparente, a lo transitorio, porque es lo que apreciamos a través de nuestra percepción sensorial limitada. Ante este problema ¿Dónde se esconde la verdad sobre nuestra identidad? ¿Cómo comprender la verdadera esencia de las cosas?. La respuesta es solo una; debemos de trascender ese campo aparente y relativo, cultivando otras posibilidades de percepción que no son las usuales, despertando las potencialidades adormecidas en cada entidad.

La filosofía yoga es el sistema concebido para tal fin y que será el faro guía de quien haya sentido ya esa opresión aplastante de lo limitado y tenga necesidad de levantar el vuelo a esos espacios de libertad.

Todos los seres humanos tarde o temprano reflexionaremos sobre si lo que hemos hecho en la vida ha sido correcto, si las metas que hemos perseguido tiene un valor trascendente, si lo realizado coincide con las metas para las que venimos al mundo o bien, si no coinciden ¿cuáles son los objetivos reales de la vida que tenemos?

Como estas, surgen otras muchas preguntas durante el desarrollo de la vida, pero al concluir éstas surgen otras aún más angustiantes relativas a qué es lo que sigue a la muerte que es el mayor enigma de la vida, ha sido un enigma para la humanidad desde tiempos inmemoriales y a pesar de todos los esfuerzos que se han hecho para resolver el misterio, el enigma se ha mantenido tan misterioso como siempre.

El mundo entero va hacia la muerte; todo muere. Todo nuestro progreso, nuestras vanidades, nuestras reformas, nuestros lujos, nuestra riqueza, nuestro saber, todo tiene este único desenlace: la muerte. Es la única cosa cierta. Las ciudades aparecen y desaparecen, los imperios se levantan y caen, los planetas se rompen en pedazos y se reducen a polvo, para ser diluidos en la atmósfera de otros planetas. Así ha ocurrido siempre desde un tiempo que no ha tenido comienzo. La muerte es el fin de todo.

La muerte es el fin de la vida, de la belleza, de la riqueza, del poder y también de la virtud.

Los santos mueren, y también los pecadores; mueren los reyes y los mendigos. Todos van hacia la muerte, y sin embargo, existe un tremendo apego a la vida. De alguna manera, no sabremos porqué nos aferramos a la vida y no podemos renunciar a ella, y esto es maya (ilusión).

La muerte está al acecho de su presa noche y día en esta nuestra tierra y al mismo tiempo pensamos que vamos a vivir eternamente. Un día le hicieron esta pregunta al rey Yudhishthira "Cuál es la cosa mas maravillosa de esta tierra" y el rey respondió "Diariamente vemos a la gente morir a nuestro alrededor, y sin embargo los hombres creen que no morirán jamás. Y esto es maya".

La vida humana es un gran privilegio, una bendición. Llega después de pasar por un largo proceso evolutivo que se extiende sobre tiempo sin fin. Es una oportunidad para tratar de acumular las riquezas de la espiritualidad que están ocultas dentro de nosotros y de las cuales difícilmente sabemos algo. Pero la mayoría vamos en pos de cosas efímeras que no son esenciales, los placeres momentáneos y pasajeros que podemos o no podemos obtener. Desde el momento en que nos sentimos atraídos por las cosas que nos parecen buenas, nuestra imaginación creativa construye ideas de mejoramiento, con miras a obtener mayor placer, más dinero, más poder y seguridad.

Estos llegan a ser nuestros ideales y nos lanzamos a realizarlos. Esta experiencia de lo aparente es temporal, la verdadera felicidad está en la realización de Dios, y a través de la práctica de una disciplina espiritual se obtendrá una rica vida interior, y le señalará los valores espirituales de las cosas y dará la capacidad de permanecer calmo ante cualquier circunstancia.

Generalmente nuestra actividad mental está enfocada predominantemente hacia el exterior y que se alimenta de la información de los sentidos, haciéndonos caer en el error de considerar lo percibido como la Realidad, a lo que se suma la convicción de que actuamos como unidades autónomas.

Por medio del razonamiento se debe entender que lo que vemos y lo que acontece en el exterior son solo manifestaciones de una Verdad Superior cuyo origen es la Sabiduría Universal actuando según un Plan Perfecto: que el intelecto humano por sí mismo, como instrumento de naturaleza material, aunque sutil, tiene limitaciones y está informado engañosamente por los sentidos, además de estar contaminado por el Ego que le imprime a toda actividad mental el sello del "yo" y "lo mío" y por lo tanto lo lleva a juicios falsos y limitados en cuanto a la apreciación de la Verdad Absoluta, razón por la que debemos anhelar profunda y constantemente el que el Conocimiento verdadero fluya de la Fuente de la Conciencia Cósmica a nosotros.

El simple razonamiento y los buenos deseos de compenetrarnos con la Conciencia Superior o estado de Supraconciencia, no basta. La forma de pensar, la actitud ante la vida y la conducta, en mucho están dictadas por las grabaciones profundas que radican en la energía mental llamada Chitta y que en forma común llamamos subconsciente: los temores, inseguridades, angustias, limitaciones de todo tipo, radican ahí y es por eso necesario limpiar ese almacén de estados mentales negativos, lo cual no es tarea fácil.

Habrá que razonar, actuar y pensar intensa e incesantemente en todos los valores auspiciosos de progreso superior; si hay temor, habrá que grabar profundamente valentía, si hay debilidad, fortaleza, si hay rencores y odios, amor. Se intensificará tanto como sea necesario para que se produzca una respuesta natural y automática en nuestra actitud.

Hay que tener presente la enseñanza del Maestro en el sentido de que la mente ha formado las nubes negras y la propia mente las disipará; sólo de esta manera cambiará nuestra íntima naturaleza, lo cual al lograrse en cada hombre, irradiará una energía Positiva poderosa que modificará favorablemente las circunstancias materiales externas.

En la medida que una persona se purifique, su apreciación del mundo fenomenal será mas real y se maravillará al observar y sentir la presencia Divina en toda manifestación o circunstancia, que se produce dentro de un sistema perfecto de justicia y armonía. Dejará de sufrir y quejarse de las circunstancias externas pues, al entender su razón de ser, tomará con serenidad y equilibro el devenir de la vida.

Para que el hombre logre esto, debe quedar bien claro que esta circunstancia debe ser creada y que para lograrla hay que tener un fuerte deseo y voluntad de superación y debemos cultivar siete cualidades fundamentales dictadas por Swamiji y con la aplicación de éstas está garantizado el progreso.

1. Sinceridad, es adquirir la condición de congruencia entre nuestros pensamientos y nuestros actos en toda situación de la vida diaria.

2. Bondad, se manifestará en toda acción de servicio que se realice a favor de ellas como ofrenda a Dios.

3. Humildad, se entiende por humildad el aceptar nuestra absoluta dependencia de la Voluntad Divina, abandonándonos mansamente a sus designios.

4. Magnanimidad, la conciencia materialista establece un sistema de limitaciones que impiden la expansión del Ser: Magnanimidad significa romper esas limitaciones integrándose en conciencia con la totalidad del Cosmos y en esta condición todas las pequeñeces manifestadas como egoísmo, pasiones, quejas mundanas, parecen disolverse y aparecer sin valor.

5. Generosidad, es adquirir la conciencia de que somos integrantes del género humano, por lo que debemos romper con la convicción de nuestra individualidad; la generosidad se manifestará cuando seamos capaces de ver a Dios en todos sus nombres y formas.

6. Humanidad, significa tener sensibilidad y compasión de las desgracias ajenas.

7. Unidad, el logro del estado de conciencia, del que se ha hablado aquí, consistente en la vivencia de la unidad en esencia de toda manifestación en el universo, es vivir en la Unidad lo que se resume como concebir la Unidad en la diversidad.

El sendero de Jñana Yoga exige un discernir continuo y una renunciación progresiva de todo lo que el practicante encuentre como apariencia o relativo. Es el sendero de la independencia, de manera que el practicante debe aceptar su propia convicción, después de un raciocinio puro, exento de todo prejuicio. En este mundo de apariencias los conocimientos así como las sensaciones vienen y se van; solo el verdadero Jñana yogui posee el conocimiento directo y declara "Yo soy Aquello".

Lo sabios del Jñana yoga clasifican el conocimiento en dos categorías:

1. Conocimiento directo: que no está sujeto a inferencias, deducciones ni a opiniones ajenas: es el conocimiento que siempre está presente, pero que se halla momentáneamente, oculto por las apariencias; es el conocimiento del Ser Omnipresente, inmutable, sin origen y sin destrucción. Este conocimiento no se produce: cuando los demás conocimientos desaparecen por impermanentes, el ser se reestablece en Sí Mismo. Por el constante y cada vez más fuerte viento del discernimiento, las densas y ligeras nubes de la ignorancia, se disipan y, entonces, brilla en toda su gloria y esplendor el Sol del Supremo Ser.

2. Los conocimientos indirectos son pasajeros, mutables, dependientes, producidos y destructibles. El conocimiento directo nos aleja de todo lo que es no-ser en nosotros, de todo lo que hemos soñado, de todo lo que nos ha alucinado, de lo imaginado, agregado, aceptado, adquirido, todo lo que nos ha hecho parecer tal o cual persona ante los demás y que, luego, por las innumerables repeticiones y sugestiones hemos creído que éramos realmente nosotros. Los conocimientos indirectos siempre están sujetos a cambio y pueden ser mejorados o empeorados, hasta pueden ser olvidados completamente; en una palabra: son mortales. Por el contrario, el conocimiento directo es la inmortalidad misma.

El sendero del Jñana, aunque intelectualmente es el más lógico, es muy difícil de practicar, el jñana quiere y logra ir más allá de la muerte, porqué él sabe que lo que muere es la forma y, luego, su nombre: el jñani es el único que ha realizado el supremo secreto de amar sin poseer; el jñani es aquel que viendo a Dios en todos los seres, los sirve, les ayuda y los levanta hacia Dios.

Practicando el sendero de Jñana yoga podremos comprender y, luego, por la Gracia Divina, realizar, el maravillo evangelio del Maestro Jesús "Yo y mi Padre una cosa somos". Lo Real y lo aparente, en esencia, es lo mismo.

Todo efecto tiene una causa y toda causa su efecto, la yoga a través de sus enseñanzas nos aporta medios muy valiosos para poner en práctica conocimientos que nos ayudan para ser dueños de las circunstancias.

Así en este viaje de la ignorancia a la Conciencia Divina, el Maestro no señala un atajo, reduciendo la senda. Si en esta vida no llegamos a la meta, habiendo puesto en práctica estas enseñanzas tendremos una serie de hábitos que se arraigarán en nuestra conducta y en el momento oportuno, constituirán uno de los grandes tesoros que podremos llevarnos, como gran herencia para otras vidas.

El hombre no solo ha venido para representar un drama. Cada uno de los hombres está formando parte de la evolución. El ser humano tiene tres cuerpos:

Cuerpo Físico (Sthool Shareer). Está compuesto de diferentes sistemas, aparatos y órganos, como sistema nervioso, circulatorio, aparato digestivo, respiratorio, etc. Cuando llega la muerte, éste es objeto de entierro o cremación, de acuerdo a la tradición de los diferentes países. Ambas formas llegan a la desintegración material.

Cuerpo Astral (Sukshma Shareer). En la muerte, este cuerpo se separa del cuerpo físico es el vehículo del alma en la reencarnación. Está compuesto de diecinueve elementos: cinco sentidos de acción, cinco sentidos de conocimiento, cinco sentidos sutiles, mente consciente, mente subconsciente, intelecto y ego. En este cuerpo se conservan las enseñanzas espirituales, para vidas futuras.

Cuerpo Causal (Karan-Shareer) Esta compuesto de Supraconciencia o Mente Superior, que es la causa por la cual desempeñamos todas las funciones de la vida.

Más allá de estos tres cuerpos, está el alma que es pura, infinita y eterna. Esta alma individual es como una chispa divina y cuando se llega a la liberación, se une al Alma Universal, que es Dios. Esa reintegración o liberación total, es Mukti, que es la meta de Jñana Yoga.

Capítulo 6

Hatha Yoga

Entre las siete ramas de la yoga, se encuentra la más conocida y popular en el mundo occidental, denominada Hatha-Yoga. Es una de los senderos que trata del cuidado y bienestar del cuerpo físico, enseñando los medios para mantener a los seres humanos vigorosos y sanos. La hatha yoga se ocupa principalmente del cuidado y la salud del cuerpo.

Hatha-yoga (Ha: Sol, Tha: Luna, yoga: unión), es la perfecta armonía entre estas dos corrientes o en términos occidentales es la perfecta armonía entre el cuerpo y mente, entre lo exterior y lo interior. El individuo que practica estos ejercicios y posturas aprende a disciplinarse; a controlar su mente a través de modificaciones corporales, aprende el arte de la concentración naturalmente y sin esfuerzo. Aprende a respirar, a cargar su cuerpo con energía (prana) conoce la tranquilidad a través del arte de la relajación. Son innumerables los beneficios que se aportan a través de esta milenaria disciplina.

La finalidad de la hatha yoga es la de llegar al dominio de nuestro cuerpo, mediante el control de nuestras sensaciones y dirección de nuestra voluntad. Su práctica nos permite tomar conciencia de nuestro cuerpo y nos ayuda a obtener control mental.

Además se reduce de peso y se conserva un cuerpo atractivo y sano Con los ejercicios de la hatha yoga se conservan las diversas glándulas endocrinas (tiroides, pituitaria, suprarrenales y sexuales), en condiciones normales, pudiendo mantener por todo ello, la juventud y vitalidad; conservando los músculos del cuerpo dóciles y flexibles. A través de la práctica de algunas Asanas podrá disipar desordenes gastrointestinales, reumatismo, etc.

Con la práctica de la hatha yoga, no solo se previene la enfermedad sino se aprende a obtener el control de las emociones.

Hacer una exposición exhaustiva de los métodos y técnicas de la hatha yoga y de todos los beneficios que pueden obtenerse mediante su práctica sería muy extenso, el contenido de estos ejercicios se limita a la descripción de los 36 ejercicios seleccionados por el Maestro el doctor Swami Pranavananda Saraswati, con su correspondiente actitud mental y principales benéficos.

Swamiji nos dice:

> "Hatha yoga es la antigua ciencia que señala los caminos y los pasos sensibles a seguir para llevar a cabo la perfección física y mental".

Estos ejercicios pueden ser practicados indistintamente por hombres y mujeres siempre que su estado de salud sea bueno. Después de los 40 años, o en caso de existir algún padecimiento o trastorno, será conveniente acudir previamente a hacerse un examen físico médico, el cual indicará las condiciones de la persona, quien deberá proceder bajo una adecuada dirección, de acuerdo con sus limitaciones. Durante los periodos de menstruación o de embarazo las damas deben abstenerse a ejecutar los ejercicios de yoga.

Cuando se están efectuando los ejercicios de yoga, la persona deberá concentrar su atención en la ejecución correcta de los movimientos y de la postura de cada asana. Cuando domine completamente la técnica podrá adoptar la actitud mental que se indica para cada ejercicios. En hatha yoga la actitud mental consiste en dirigir la atención a los músculos, órganos, regiones, etc. Del cuerpo físico, sobre las cuales actúa cada ejercicio en particular.

Para practicar los ejercicios debe extenderse en el piso una manta, quitarse los zapatos y usar pants o ropa apropiada. Antes de comenzar y terminar cada ejercicio de los que se ejecutan de pie, desde adoptarse la posición yoga: pies juntos (de los dedos a los tobillos), espina dorsal recta, mirada al frente, manos a lo largo del cuerpo sobre la parte lateral de los muslos, en esta posición, tomar un pequeño descanso al terminar cada ejercicio. Debe tenerse a la mano un pañuelo para limpiar la nariz en caso sea necesario. La hatha yoga debe practicarse en ayunas o mínimo 3 horas después de haber tomado alimento.

Al poco tiempo de empezar a practicar estos ejercicios con regularidad, experimentará un aumento considerable de su energía física, sentirá un cambio positivo de estado de ánimo y la salud mejorará notablemente. Después de varias semanas le parecerá que no siente nuevos cambios. Esto se debe a que durante las primeras etapas de entrenamiento el efecto es más superficial y luego ha comenzado a actuar en niveles más profundos y por lo tanto son imperceptibles los cambios, pero el beneficio es constante y progresivo. Si es perseverante llegará a tener un estado de salud permanente, paz mental y control emocional.

La hatha yoga se define como un conjunto de ejercicios físicos, que traen consecuencias psíquicas, físicas y espirituales. La hatha yoga se compone de asanas, pranayamas, kriyas bandas y mudras.

Las asanas son posturas (inmóviles físicamente y activas mentalmente) y en total son 84 posiciones; estas posiciones pueden realizarse con innumerables variantes, por lo cual se conocen numerosas asanas. Estas posturas fijas que requieren algún esfuerzo en principio, tienen por finalidad general o bien actuar sobre algún órgano, nervios, arterias, vasos, etc., o bien llevar los músculos a un estado óptimo de flexión y elasticidad. Cuando se tiene la postura deseada, son innumerables los beneficios físicos que se obtienen y se logra un estado de serenidad que inevitablemente se transmite a la mente.

Etimológicamente, la palabra Pranayama significa: dominio sobre el prana-Prana: fuerza vital; Ayama: control del aire. Pranayama se conceptúa como la suspensión a voluntad del aliento, de prana. Prana está considerado como energía o aliento vital. Es la esencia de toda energía y gravitación universal, electricidad, magnetismo, calor, etc., todas son forma del prana.

Prana presenta el fenómeno de la polaridad. Puede ser acumulado, como la electricidad, transformado y conducido mediante la concentración mental, visualizando ese proceso.

Esta energía interpenetra, dinamiza y propicia la interacción, porqué sirve de intermediario entre lo mental y lo físico. Lo que ocurre en el cuerpo físico se refleja en el cuerpo pránico y se trasmite al mental, o al contrario.

El pranayama tiene influencias sutiles y poderosas, especialmente en el sistema nervioso; lo purifica y permite circular la energía vital a través de los nervios, sin obstrucción ni irregularidades y adquirir control absoluto de sus funciones, mediante la purificación, la energía vital o prana puede ser dirigida hacia cualquier parte del cuerpo o fuera de él.

Una persona que practique Hatha yoga domina el movimiento externo de la respiración lo cual le permitirá alcanzar una conciencia de sus funciones internas, conciencia de su vida y acciones físicas, de su acción en los 7 chakras; capacidad de dirigir el prana a través de toda la red de nadis de su sistema y de llegar a un control perfecto de la vida, en los aspectos nerviosos sutiles como a nivel físico, lo que para él es involuntario, fuera del estrecho círculo de la conciencia, se tornará plenamente conciente y voluntario.

Los Kriyas son métodos de purificación interna y externa, mediante determinadas prácticas, y se dividen en 6 formas distintas 1) Dhauti; 2) Basti, 3) Neti; 4) Nauli; 5) Tratak; 6) Kapalabhati. Se eliminan las impuresas internas del estomago, del intestino, de la nariz y sus conductos, del aparato respiratorio, etc.

Los mudras son gestos que se practican para favorecer influencias positivas, eliminando las negativas, básicamente para facilitar el desarrollo espiritual y la estabilidad psíquica.

Las bandas son contracciones especiales que tienen como meta controlar el Prana (energía vital) en determinadas asanas y pranayamas. Las principales son 3: 1) Mula Bandha); 2) Jalandhara Bandha; 3) Uddiyana Bandha.

Con la práctica de la hatha yoga redunda mayormente en beneficio físico y en menor proporción en beneficio interno (mental y espiritual), pero con la práctica de los 7 senderos de la yoga, se efectuará una real transformación de la personalidad hasta lograr la integración de los aspectos físico, mental y espiritual del hombre.

Ejercicios para las diferentes partes del cuerpo

Primera parte

1. Plegaria Yoga.

Ejecución: Con los pies juntos, unidos punta y talón, las manos en postura de oración pegadas al pecho, espina dorsal recta. Ojos cerrados.

Actitud Mental: Piensa y trata de sentir las corrientes de salud y fuerza que corren por nuestro cuerpo, siente en ti la presencia de Dios, o el objeto de tu Fe: Al terminar se pronuncia la palabra Aum.

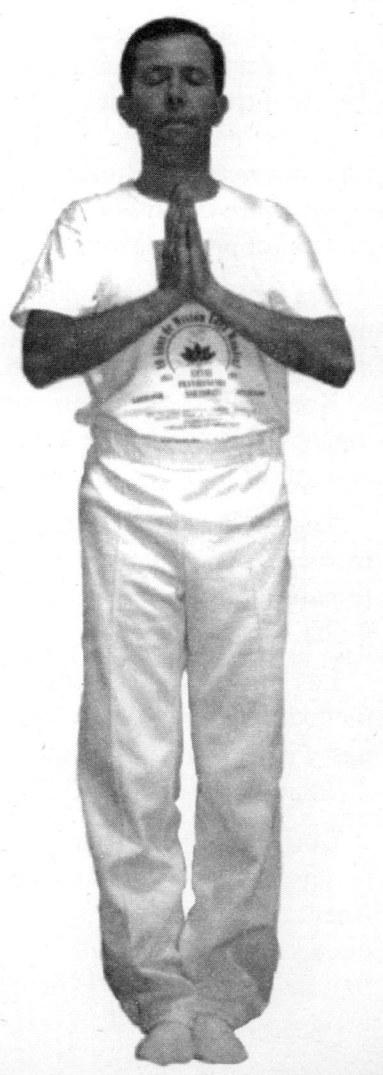

2. Posición y ejercicio para limpiar los centros vocal y místico.

Ejecución: Levantando la barba media pulgada más de la postura normal (se mide con cuatro dedos de una mano y uno de la otra) colocar luego los brazos en posición yoga, respira

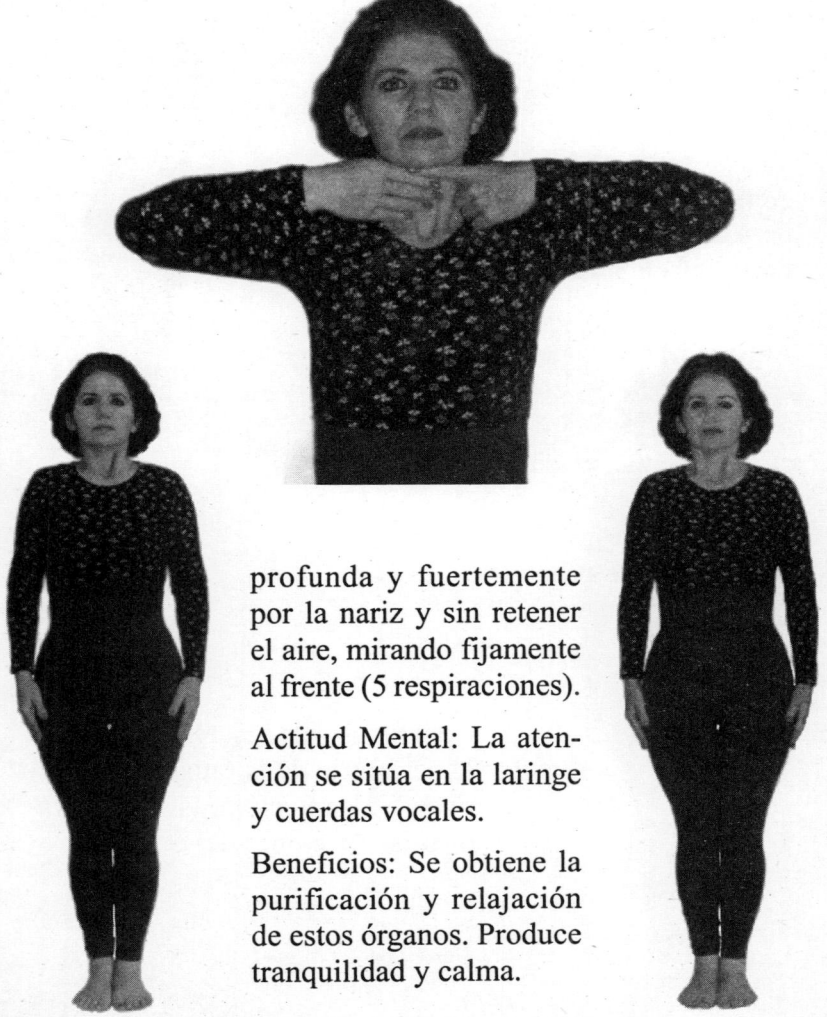

profunda y fuertemente por la nariz y sin retener el aire, mirando fijamente al frente (5 respiraciones).

Actitud Mental: La atención se sitúa en la laringe y cuerdas vocales.

Beneficios: Se obtiene la purificación y relajación de estos órganos. Produce tranquilidad y calma.

3. Desarrollo de la Inteligencia y el Poder de Retención.

Ejecución: Con la cabeza echada completamente hacia atrás, mirando fijamente a un punto del techo o cielo, inhalar y exhalar profunda y fuertemente por la nariz sin retener el aire (5 respiraciones).

Actitud mental: La atención deberá dirigirse hacia la parte posterior del cerebro.

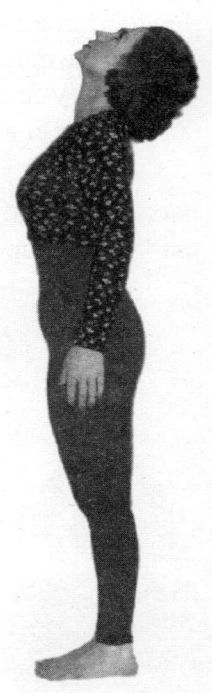

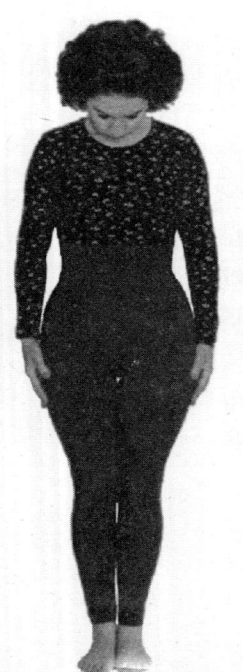

Beneficios: Este ejercicio estimula el desarrollo de la facultad intelectiva y de la retentiva, así como también las funciones del cerebelo.

4. Desarrollo de la memoria.

Ejecución: Con el mentón pegado al techo, mirando al piso a una distancia de un metro, inhalar y exhalar profunda y fuertemente por la nariz sin retener el aire (5 respiraciones).

Actitud mental: La atención se sitúa en la parte superior de la cabeza.

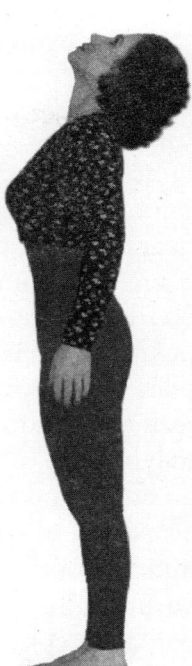

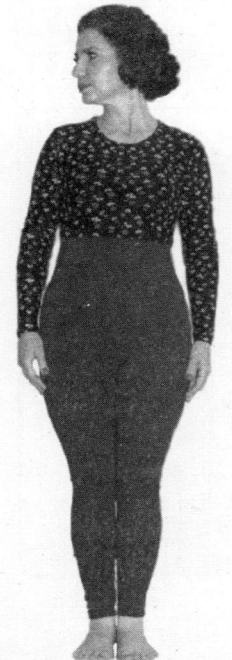
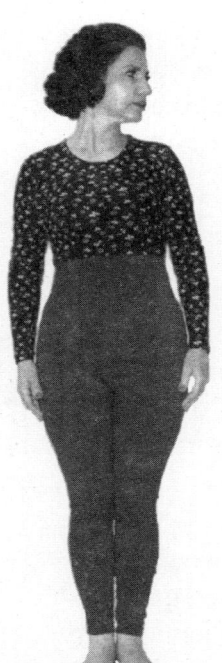

5. Desarrollo de la Vista

Ejecución: La cabeza completamente echada hacia atrás, mirar fijamente y sin parpadear a un solo punto del techo o cielo; ejecutar esto mismo con la cabeza torcida lo más posible hacia la derecha y después hacia la izquierda. La fijeza de la mirada no debe ser mayor de 2 minutos; si antes de este tiempo lloran los ojos, suspender el ejercicio. Al terminar estos tres ejercicios, darse un suave masaje en los párpados con los dedos índices, los que deben frotarse 2 o 3 veces uno con otro previamente.

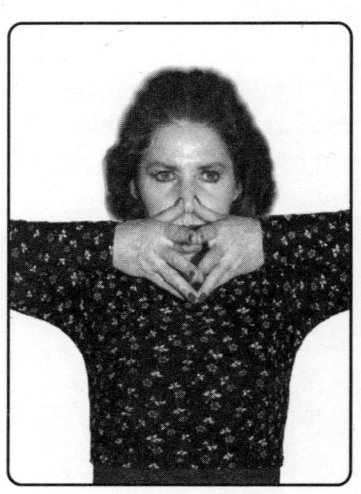

2 Bis. Este ejercicio sustituye con ventaja al anterior: en el momento en que el sol empieza a salir en el horizonte, mirarlo fijamente durante 2 minutos. Masajear inmediatamente los párpados.

Observación Las personas que usan anteojos deben quitárselos para hacer los ejercicios de la vista.

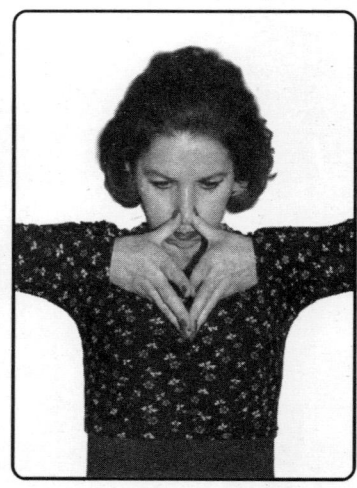

Actitud Mental: Fijar la atención en los ojos, en el nervio óptico.

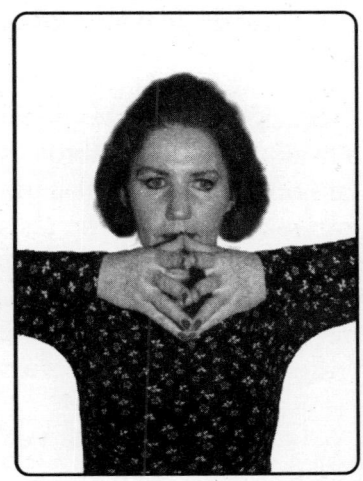

Beneficios: Corrige o mejora numerosos defectos de la vista. Previene las enfermedades de los ojos. Desarrolla el poder de concentración y de la visualización mental, o sea, que las imágenes recogidas a través del sentido de la vista, se reproduzcan con claridad en la mente.

6. Desarrollo del Vigor de las Mejillas.

Ejecución: Los brazos doblados, colocarlos horizontalmente a la altura de los hombros, las manos cerca de la nariz. Exhalar normalmente por la nariz e inmediatamente se obtura esta con los pulgares, después se juntan las yemas de cada dedo con los de la mano opuesta (en cuatro tiempos comenzando por el meñique). En esta posición, poner los labios en forma de pico y aspirar lentamente, retener el aire e hinchar los carrillos, doblando la cabeza sobre el pecho; permanecer así el

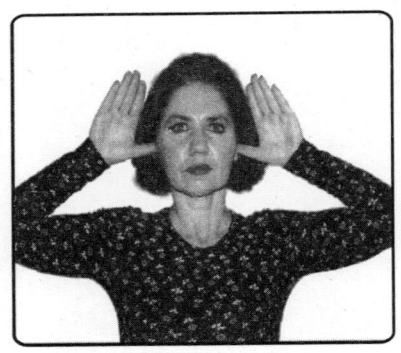

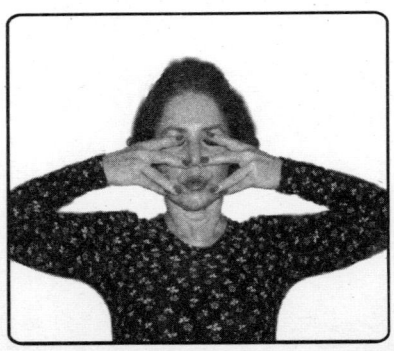

mayor tiempo posible y con comodidad; levantando la cabeza se separan solo los pulgares para exhalar violentamente el aire por la nariz. Descansar hasta que la respiración se normalice (3 veces).

Actitud mental: Concentrar la atención en los músculos de las mejillas.

Beneficios: Este ejercicio además de estimular el vigor de las mejillas, actúa beneficiosamente sobre los órganos de la garganta, laringe, faringe, amígdalas y raíces dentales.

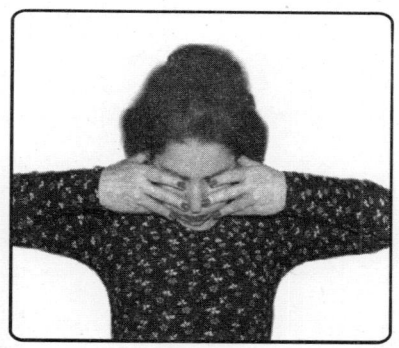

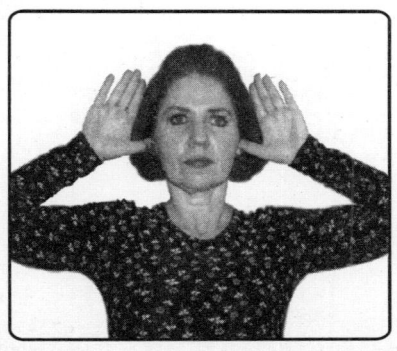

7. Desarrollo del Poder Auditivo

Ejecución: Los brazos doblados, colocados horizontalmente a la altura de los hombros, exhalar normalmente por la nariz e inmediatamente colocar los dedos así: los pulgares dentro del oído: índices tocan los párpados (cerrados los ojos, los dedos quedan bajo los globos, pero sin oprimirlos), los medios cierran la nariz. En esta postura se inhala por la boca en forma de pico, luego se colocan los dedos anular y meñique sobre el mentón y se hinchan los carrillos bajando la cabeza

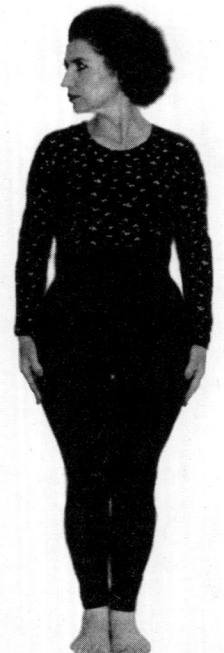 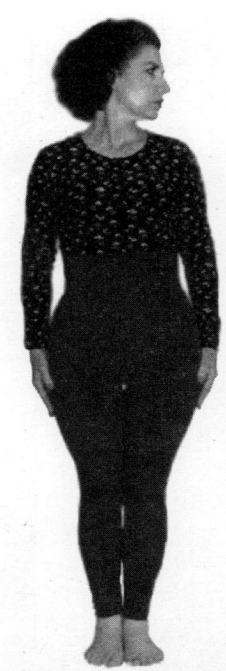

sobre el pecho, reteniendo la respiración el mayor tiempo posible y exhalar por la nariz, se levanta la cabeza, se abren las manos sin quitar los pulgares de los oídos. Descansar y repetir 3 veces.

Actitud mental: La concentración se dirige al oído interno y al nervio auditivo.

Beneficios: Previene y alivia numerosos trastornos del sentido del oído. Desarrolla la facultad auditiva en su máxima expresión.

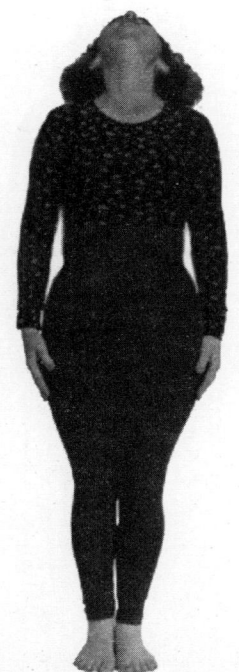
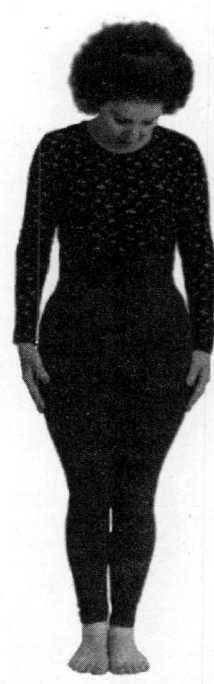

8. Para vigorizar el cuello:

Ejecución:

a) Torsión de cabeza de izquierda a derecha con rápidas sacudidas, muy erguido el cuerpo (10 veces). Al principio debe hacerse más lentamente; con la practica de llega a ejecutar con mucha rapidez.

b) Flexión máxima de la cabeza hacia atrás y adelante (10 veces).

c) Tratando de conservar el mentón pegado al cuerpo lo más posible, rotar la cabeza hacia la derecha terminando el

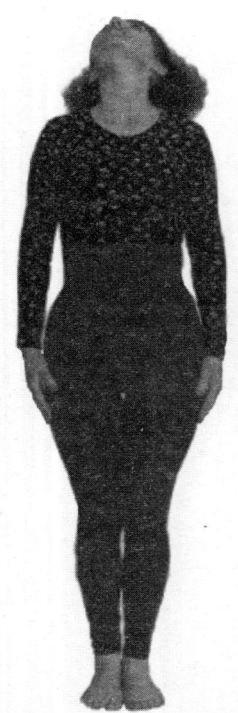
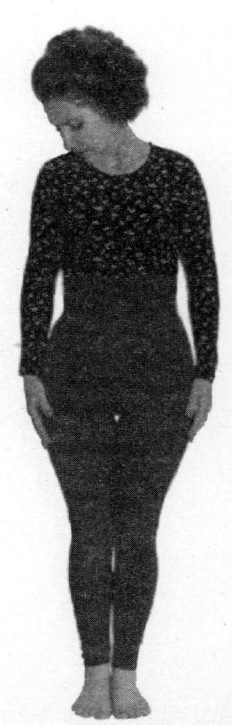

círculo en el hombro izquierdo; al llegar a la posición inicial, hacer el movimiento a la inversa (10 veces).

d) Masajear suavemente la nuca con los cuatro dedos de cada mano (exceptuando los pulgares), los cuales se frotan 3 o 4 veces previamente.

Actitud mental.- La atención se fija en el cuello y en los órganos allí ubicados: Tiroides, paratiroides, etc.

Beneficios: Corrige el funcionamiento de la Glándula Tiroides y de la paratiroides. Equilibra el sistema nervioso. Cuando se tiene cefalea o se siente la cabeza pesada debe practicarse este ejercicio para desterrar estos malestares.

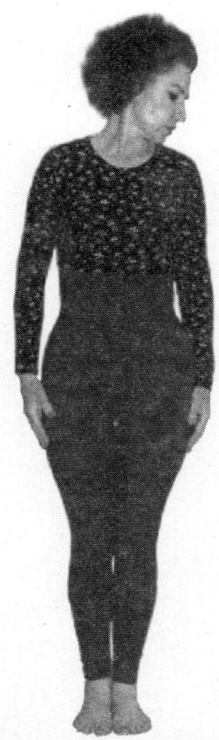

9. Desarrollo del vigor de los hombros y sus articulaciones.

Ejecución: Las manos empuñadas con el pulgar dentro de ellas (el dorso de la mano queda al frente), los brazos rígidos y ligeramente separados del cuerpo, inhalar por la boca en forma de pico, hinchando los carrillos, retener el aire bajando el mentón hasta pegarlo con el pecho, al mismo tiempo que se mueven los hombros de arriba hacia abajo, exhalar

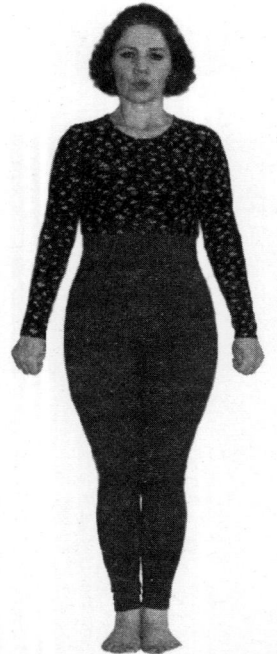
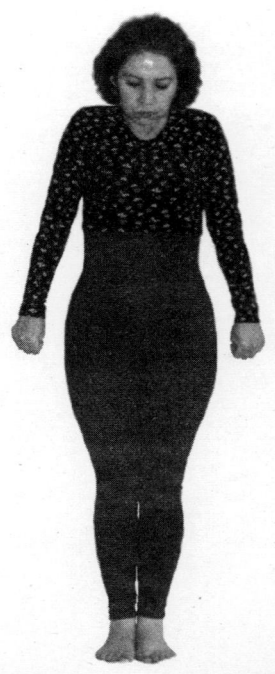

vigorosamente por la nariz llevando la cabeza primero a su posición normal (10 veces).

Actitud mental: Concentrar la atención en la región de los hombros y sus articulaciones.

Beneficios: Desarrollo el vigor de los hombros y el perfecto movimiento de sus articulaciones.

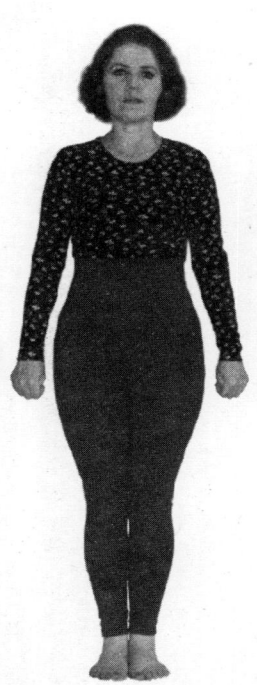

10. Desarrollo del vigor de los hombros y brazos.

Ejecución: colocar los pies a una cuarta de distancia para mantener el equilibrio.

a) Mano izquierda rígida descansando sobre la parte lateral del muslo izquierdo; mano derecha empuñada con el pulgar adentro; con la boca en forma de pico inhalar por ella hinchando los carrillos; retener el aire lo más posible, al mismo tiempo que se hace un molinete con el brazo derecho; exhalar violentamente por la nariz.

b) Ejecutar este ejercicio con el otro brazo.

c) Ejecutarlo con ambos brazos.

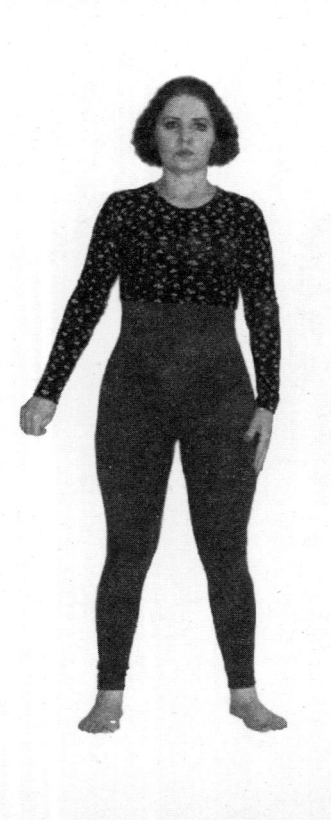
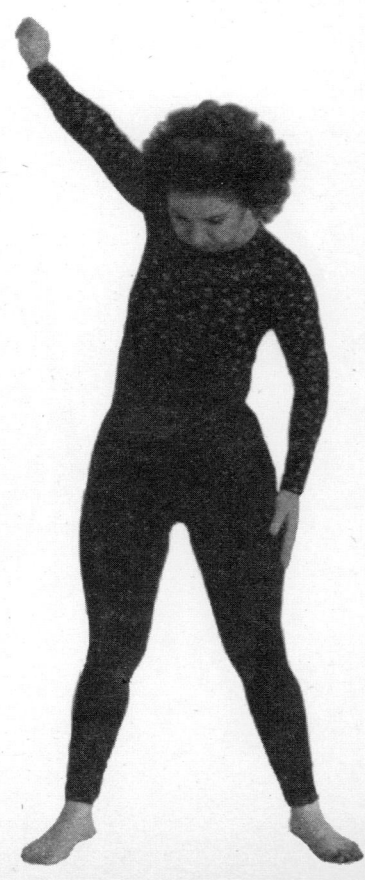

d y f) Respectivamente los mismos movimientos pero en sentido opuesto.

Actitud mental: dirija su atención al hombro y brazo que se encuentra en acción. Cuando ejecute el ejercicio con ambos brazos, concentre su atención en ambos hombros y brazos.

Beneficio: Este ejercicio, además de fortalecer los músculos y articulaciones de hombros y brazos, produce una gran serenidad.

Contraindicaciones: Las personas que tienen padecimientos cardiacos no deben practicar este ejercicio.

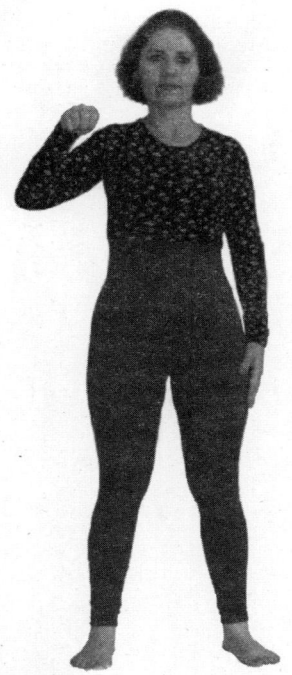
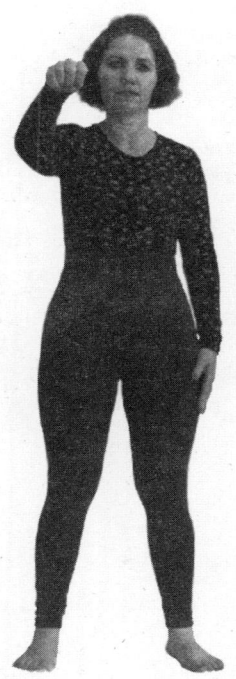

11. Desarrollo del vigor pectoral

Ejecución: Colocar los pies a una cuarta de distancia, con los brazos rígidos y las manos descansando sobre los muslos, al frente, flexionar la parte alta del tronco hacia atrás y al mismo tiempo inhalar profundamente por la nariz y levantar los brazos sobre la cabeza, contando mentalmente 3, se mantiene esta postura y se retiene el aire contando 12. Bájense los brazos suavemente y al mismo tiempo exhálese el aire por la nariz, contando 6 y se endereza el cuerpo (3 veces).

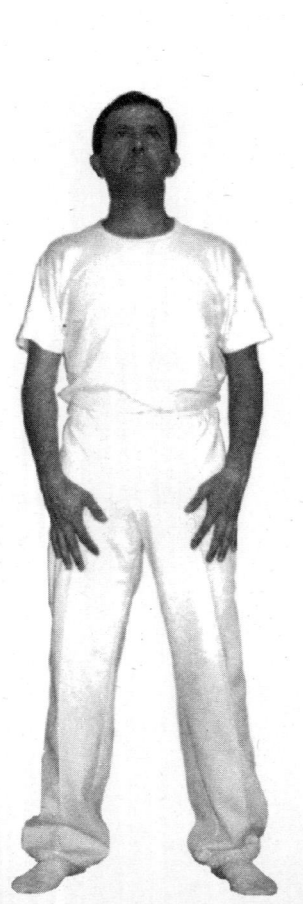
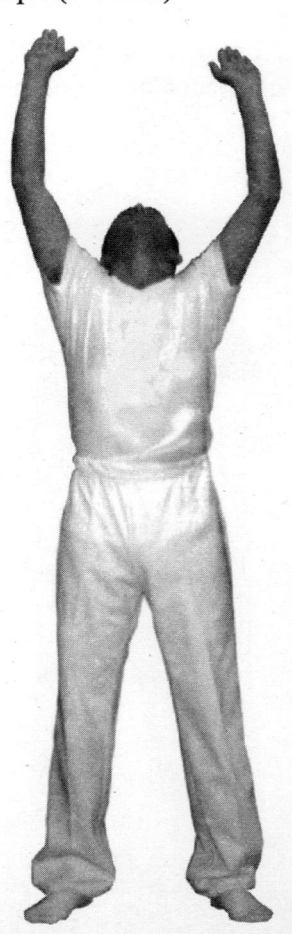

Actitud mental: Dirija su atención a la región pectoral y a los órganos allí ubicados, en especial a los pulmones.

Beneficios: Este ejercicio proporciona gran vitalidad a los pulmones, favoreciendo la expulsión del anhídrido carbónico. Purifica la sangre.

12. Variación.

Igual al anterior, exceptuando el movimiento de los brazos, los cuales permanecen con las manos descansando en los muslos (3 veces).

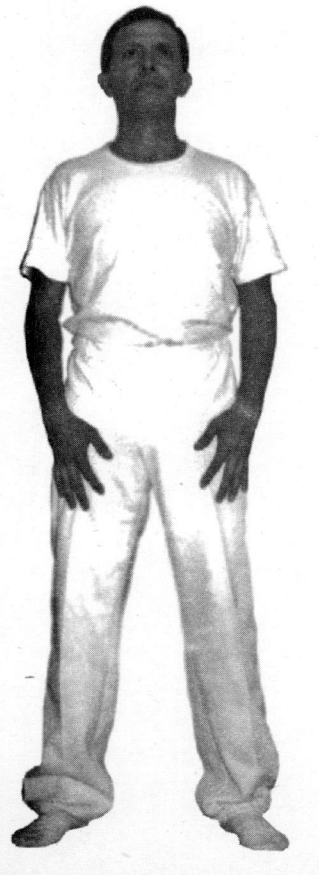
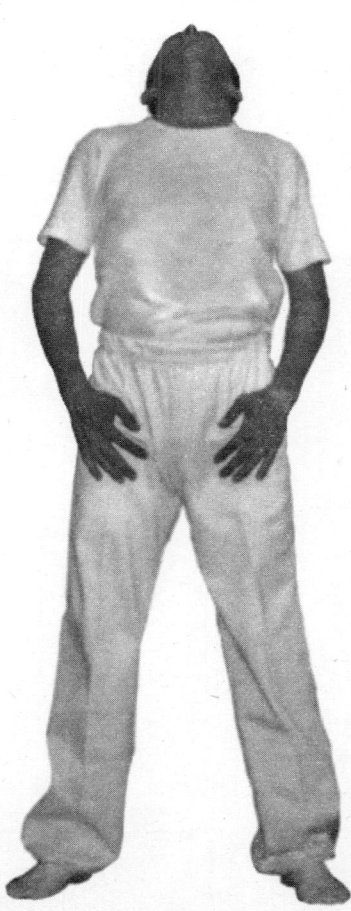

13. Desarrollo del vigor abdominal- Uddiyana Bandha (Contracción Abdominal).

Ejecución: De pies, con las piernas algo separadas y los pies a una cuarta de distancia haga una inspiración profunda y luego exhale por la nariz todo el aire mediante un solo golpe, luego doble ligeramente las rodillas y coloque las manos apoyadas en la parte superior de los muslos: el tronco ligeramente arqueado hacia delante, contraiga con fuerza los músculos del abdomen y eleve el diafragma, de modo que el ombligo esté lo mas cerca posible de la espina dorsal, quedando entonces una notable cavidad abdominal, comprendi-

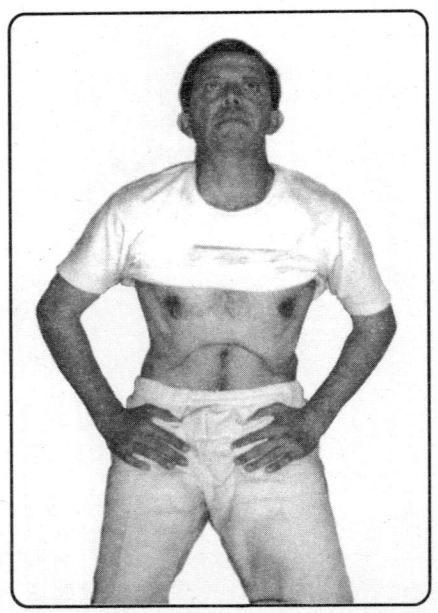

da entre el arco inferior de las costillas y la pelvis. Mantenga la posición todo el tiempo que le sea posible sin demasiado esfuerzo. Después relaje todos los músculos que se hallaban contraídos, incorpórese, inhale despacio y haga unas cuantas respiraciones normales para descansar (3 veces).

Actitud mental: Concentre su atención en el plexo solar y región umbilical.

Beneficios: Estimula las secreciones gástricas y el correcto funcionamiento del hígado. Previene y mejora numerosas molestias gastrointestinales: estreñimiento, meteorismo, colitis, etc. Estimula la acción peristáltica del intestino. Actúa eficazmente sobre el sistema nervioso vegetativo.

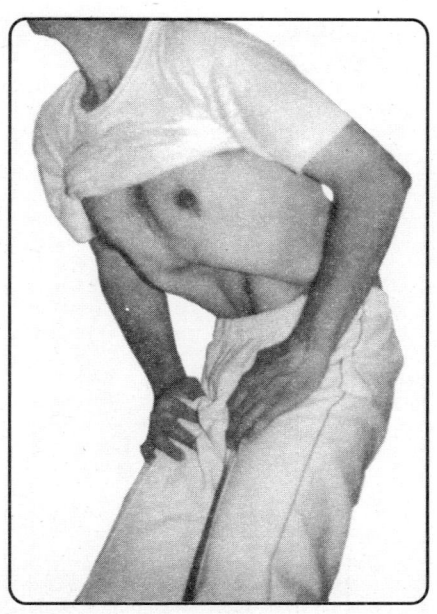

14. Variante de Uddiyana-Bandha

Ejecución: Clocarse en la posición del ejercicio anterior, ejecutando los mismos movimientos, pero una vez contraído el abdomen, relájelo y enseguida vuelva a contraerlo y a relajarlo. Repita estos movimientos alternados 20 veces seguidas, antes de volver a inspirar. Al final relaje el abdomen, incorpórese y haga una inhalación completa por la nariz. Descanse unos segundos hasta que se normalice la respiración. Si al principio le resulta forzado practicar 20 contrac-

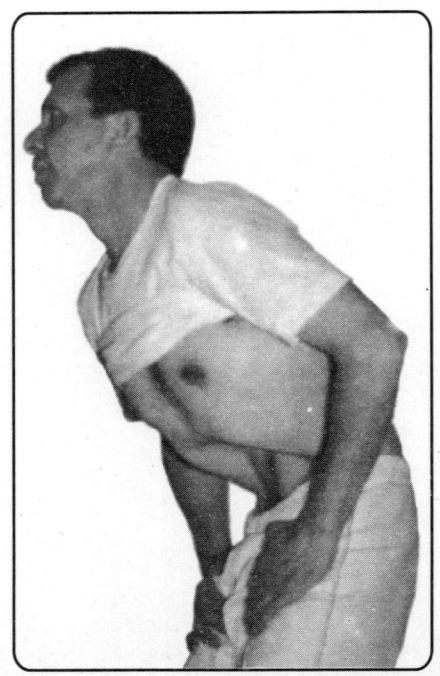

ciones y relajaciones seguidas, reduzca el número de ellas (3 veces).

Actitud mental: La atención debe dirigirse al plexo solar y región umbilical.

Beneficios: Como esta variante es más completa que la primera forma, tiene los mismos efectos que ella, al prevenir y mejorar numerosas molestias gastrointestinales: constipación, meteorismo, etc. Pero con un efecto superior. Este ejercicio es excelente para rebajar la grasa abdominal.

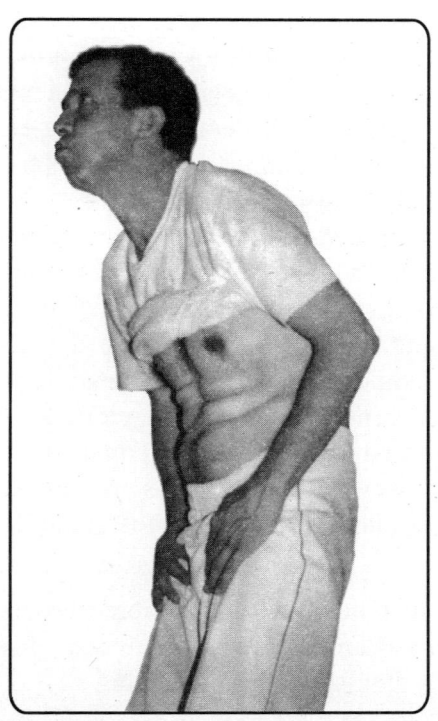

15. Nauli (aislamiento de los rectos abdominales) y sus variantes.

Ejecución: Después de una exhalación rápida completa, haga una contracción de todos los músculos de la región abdominal (como en uddiyana bandha manteniendo esta postura aísle los dos músculos rectos abdominales y empújelos hacia adelante. Al principio resulta difícil, persevere en su intento. Después de mantener la posición todo el tiempo que confortablemente le sea posible, relaje los músculos e inspire. Este aislamiento de los Rectos Abdominales se conoce con el nombre de Madhyanna-Nauli (3 veces).

Variantes: Dakshina-Nauli y Vama-Naui (aislamiento por separado del Recto abdominal derecho e izquierdo).

Ejecución: Cuando usted domine el ejercicio anterior, intente adelantar solamente uno de los Rectos abdominales. Incline ligeramente el cuerpo hacia la derecha y la mano del mismo lado se apoya también, pero con más fuerza en el muslo correspondiente, para ejecutar el Dakshina-Nauli hacia la izquierda para el Vama-Nauli cuando logre realizar fácilmente estas variantes, proceda entonces a practicar Nauli-Kriya que consiste en realizar las dos variantes anteriores, alternando una y otra. Mientras mantiene la contracción general Uddiyana, se empuja hacia delante el recto derecho solamente, enseguida el izquierdo únicamente, luego de nuevo el derecho y así sucesivamente. Con este ejercicio el cuerpo adquiere un movimiento rítmico y circular constituyendo una rotación de los músculos abdominales. Al terminar haga una inspiración completa. Descanse unos segundos y vuelva a comenzar.

Actitud mental: Este ejercicio requiere una gran concentración para lograr dominarlo. El sitio especial de atención es el plexo solar y los músculos abdominales.

Beneficios: El conjunto de ejercicios constituido por el Uddu-yana y el Nauli y sus variantes, es excelente para obtener el correcto funcionamiento del aparato digestivo, en especial para corregir todos los trastornos ocasionados por el mal funcionamiento de los intestinos. Es indicado igualmente, para las mujeres que padecen dolores lumbares durante el periodo de la menstruación.

Contraindicación: Las personas que tengan cálculos renales o en la vesícula biliar o que tengan hernias, no deben practicar Uddiyana ni Nauli, en ninguna de sus variantes (ejercicio 13, 14 y 15).

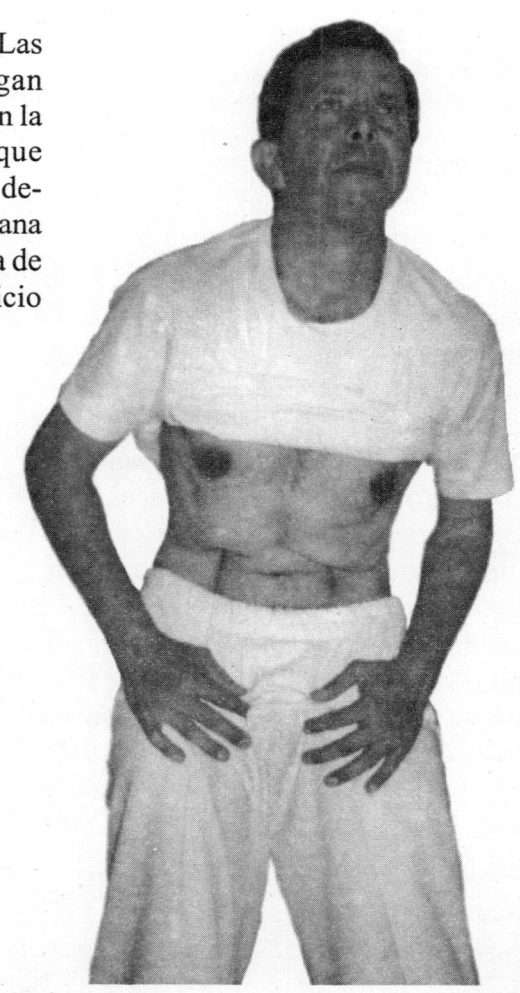

16. Desarrollo del vigor de la cintura.

Ejecución: Con las piernas abiertas una cuarta de distancia y Con las manos en la parte posterior de los muslos, se dobla bien el cuerpo hacia atrás al mismo tiempo que se inhala por la nariz, y al exhalar por el mismo conducto se flexiona lo

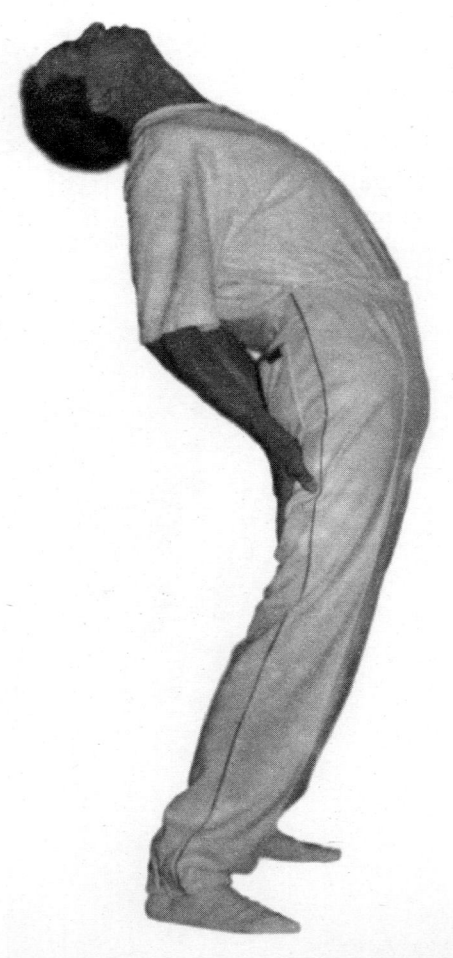

más cerca posible de las rodillas. La espiración debe ser rítmica y profunda (l0 veces).

Beneficios: Proporciona gran flexibilidad a las vértebras lumbares y al vigorizar los músculos y ligamentos de la región de la cintura, previene dolores y malestares en esta zona.

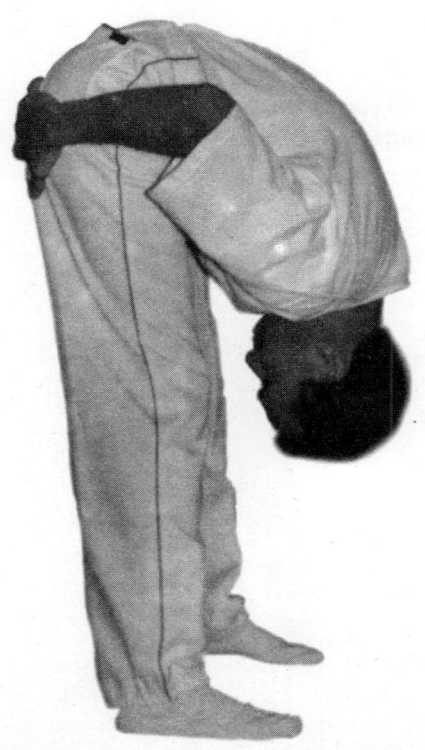

17. Desarrollo del vigor de la cintura (variante)

Ejecución: Colocar los pies a una cuarta de distancia. Los brazos extendidos al frente ligeramente separados, torsión del tronco hacia la derecha al mismo tiempo que se inhala por la nariz; al exhalar por la nariz torsión del tronco hacia la izquierda. La respiración y movimientos deben ser rítmicos profundos (10 veces)

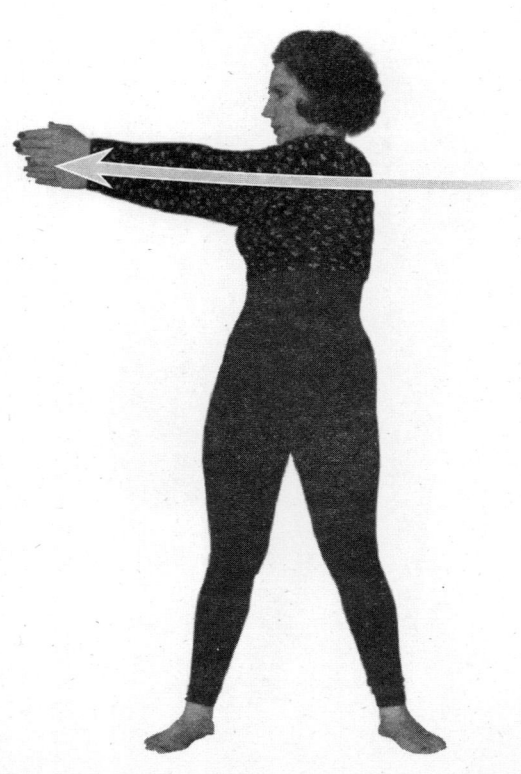

Actitud mental: Concentrar la atención en la región de la cintura.

Beneficios: Este ejercicio beneficia la cintura y los riñones.

Contraindicaciones: Los ejercicios números 16 y 17 no deben ser ejecutados por personas que tengan hernias.

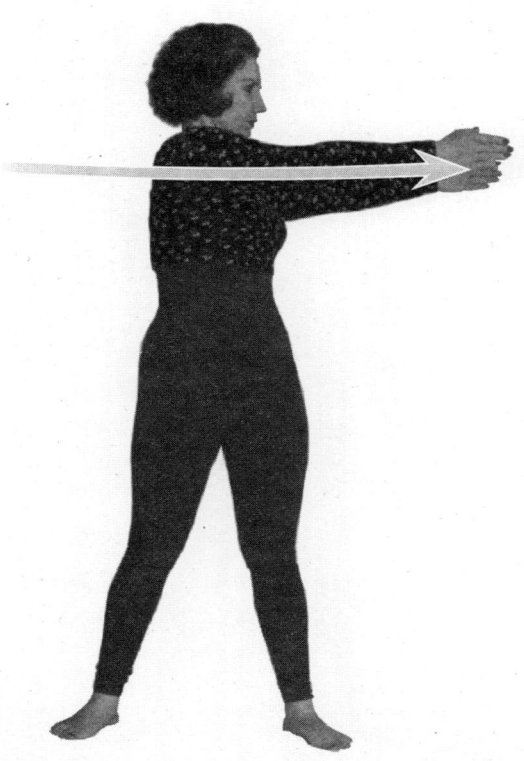

18. Ejecución para las extremidades inferiores.

Ejecución: Colocar los pies a una cuarta de distancia, los brazos rígidos a los lados del cuerpo, las palmas de las manos pegadas a la parte lateral de los muslos, darse golpes alternados con el talón del pie derecho en el glúteo derecho y con el talón izquierdo con el glúteo izquierdo, doblando vigorosamente las rodillas.

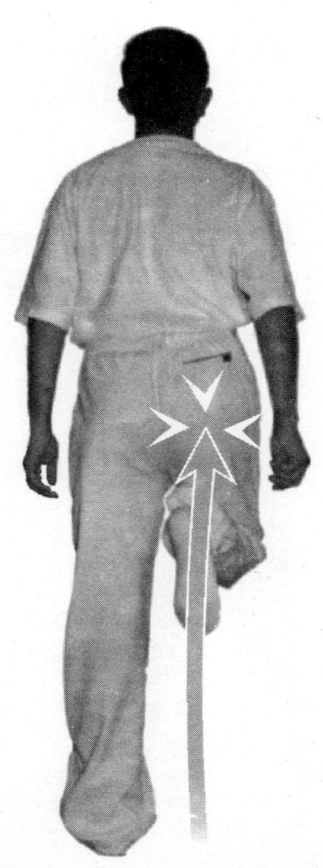

Actitud mental: La atención debe dirigirse a las extremidades inferiores, muslos, articulaciones de las rodillas, pantorrillas y pies.

Beneficios: Fortalece los músculos y articulaciones de las extremidades inferiores, a la vez que las vigoriza al promover su mejor circulación.

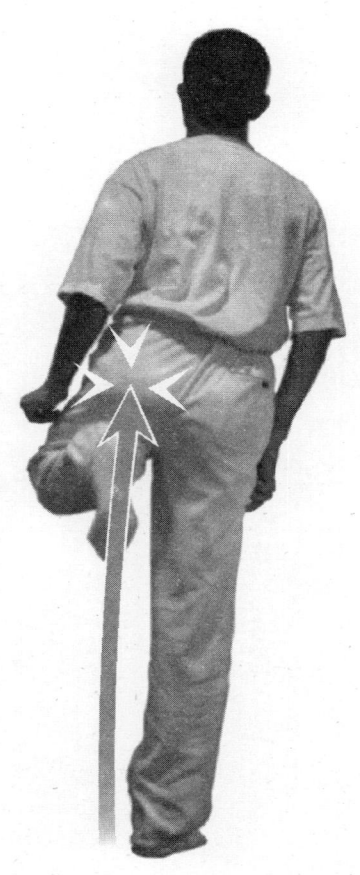

Al finalizar los 18 ejercicios de la primera parte, sentarse en Padmasan (postura de loto) o Sukhasan (postura fácil) y descansar durante 5 minutos, antes de dar comienzo a la segunda parte.

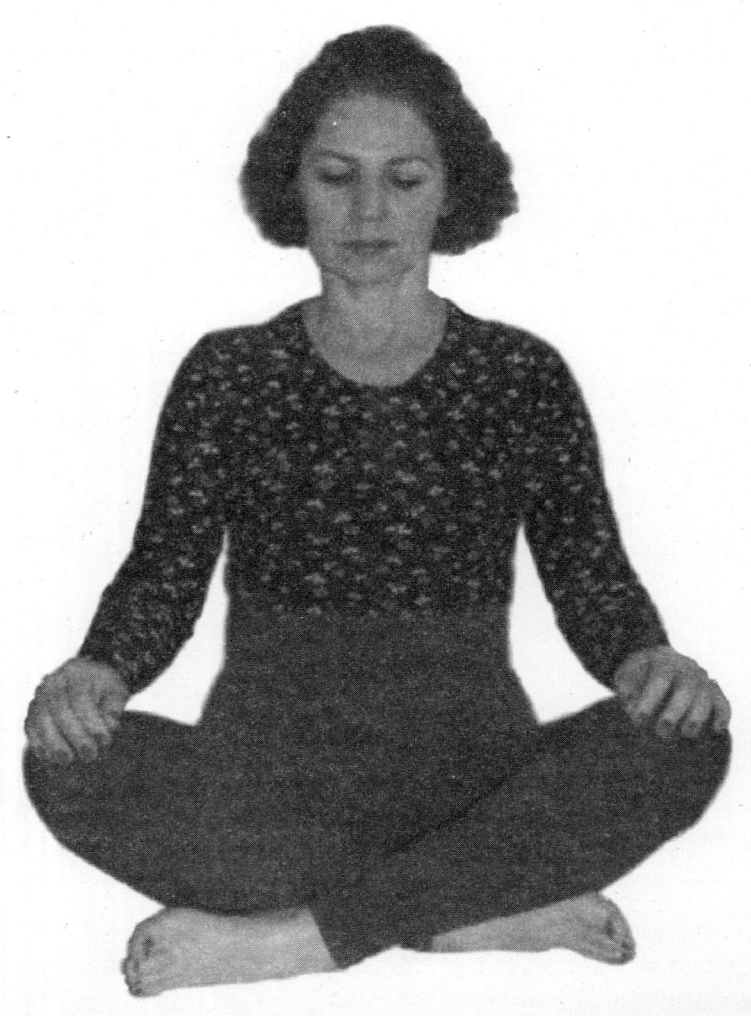

Segunda parte

1. Soria Namaskar.- Ejercicio del sol.

Ejecución:

1. Un paso adelante para colocar los pies juntos, las manos en postura de oración.
2. Flexión del cuerpo hacia delante para colocar las palmas de las manos en el suelo a ambos lados del cuerpo para apoyarse.
3. Extender hacia atrás la pierna derecha, teniendo como apoyo los dedos del pie derecho.
4. Extender hacia atrás la pierna izquierda, teniendo como apoyo los dedos del pie izquierdo.
5. Doblar los codos para bajar un poco el cuerpo y de nuevo suspenderlo, en un movimiento de atrás hacia adelante, impulsándolo, como si fuese una zambullida, con el solo apoyo de las manos y los dedos de los pies. Mantener esta posición durante algunos segundos.
6. Doblar la rodilla derecha, colocando el pie completo en el piso, cerca de la mano derecha.
7. Doblar la rodilla izquierda, colocando el pie completo en el piso, cerca de la mano izquierda.
8. Levantarse volviendo a la posición inicial, con las manos en postura de oración (ejecutarlo de 3 a 6 veces).

Actitud mental: La atención debe ser dirigida sucesivamente a todas las partes del cuerpo que van entrando en acción.

Beneficios: Este ejercicio hace trabajar todos los músculos y ejercita la columna vertebral, constituyendo una excelente preparación física para las Asanas.

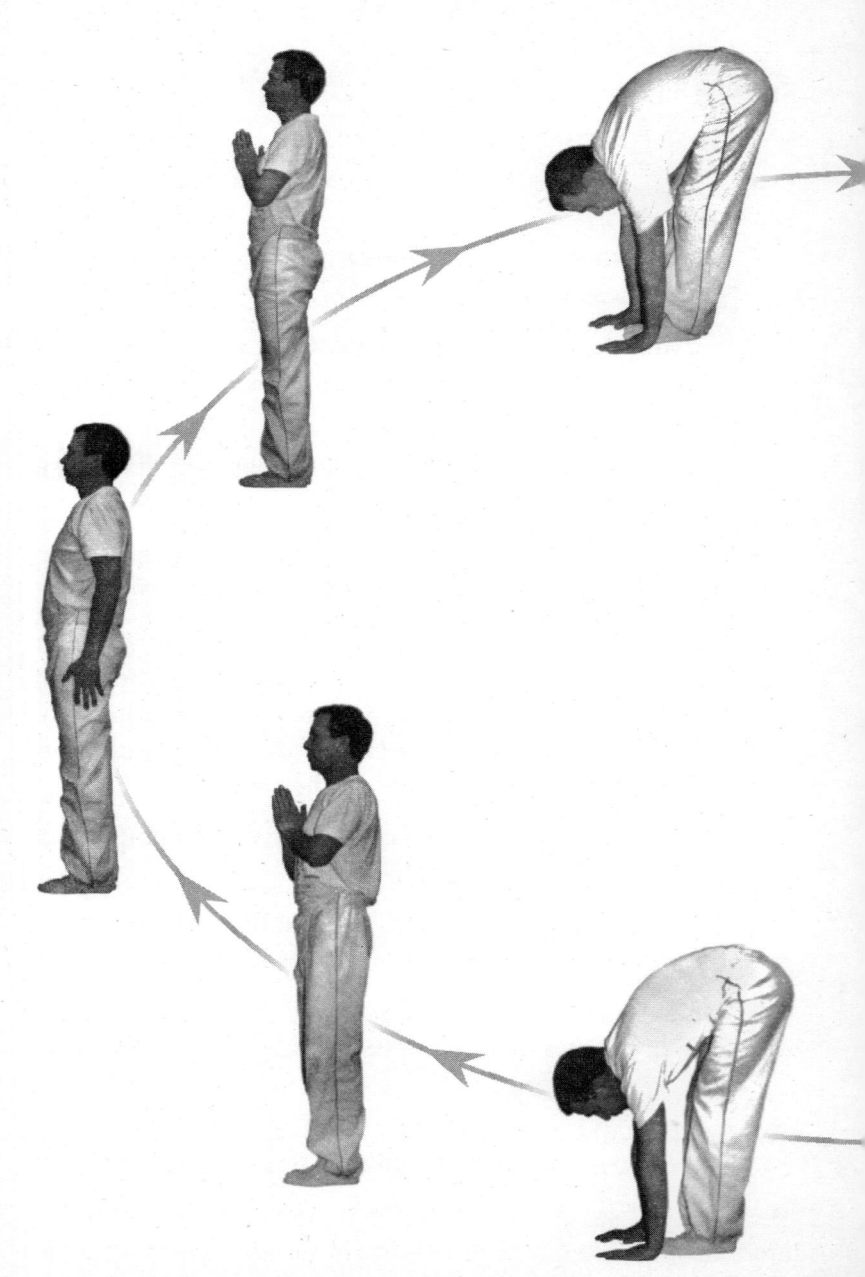

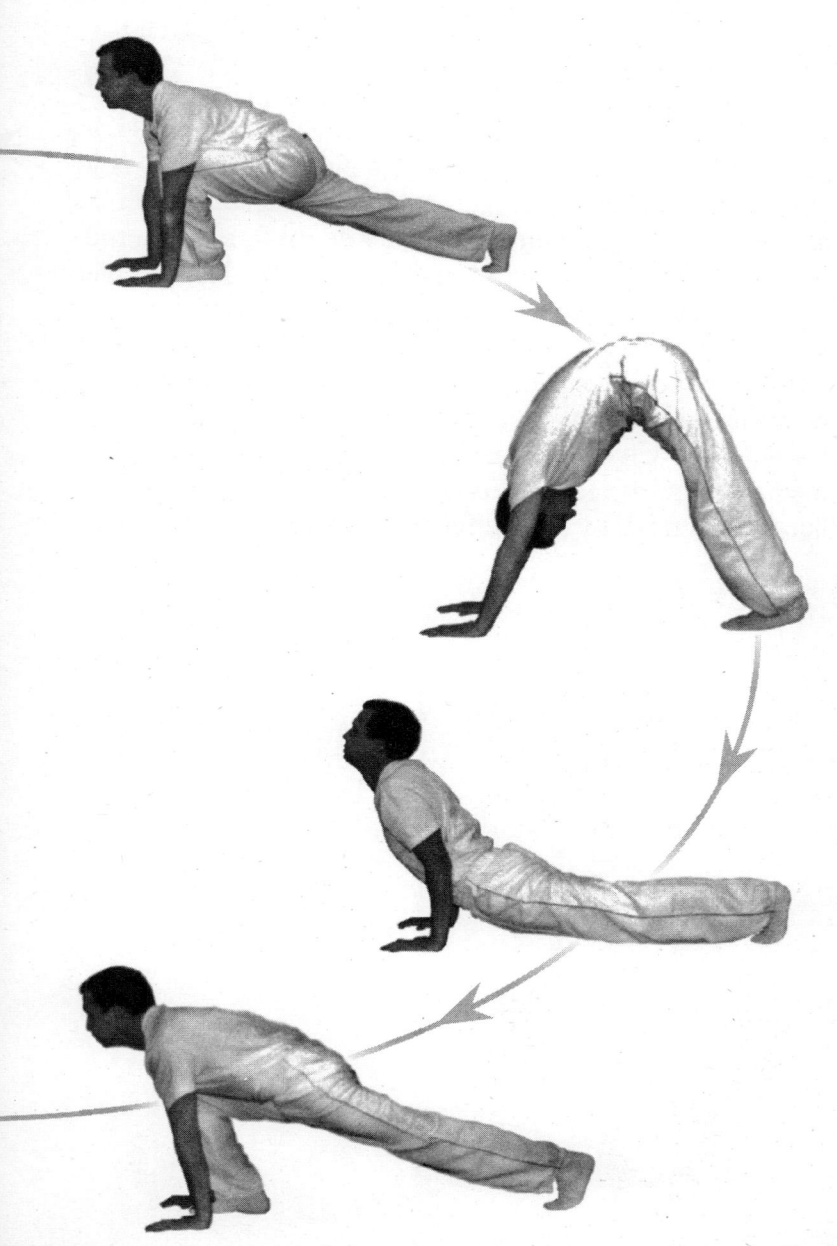

2. Padmasan- Postura de loto.

Ejecución: Sentarse en el piso con la espina dorsal recta, las piernas juntas y extendidas, doble la pierna derecha y, coloque el pie sobre el muslo izquierdo lo más cerca posible del abdomen con la planta hacia arriba y de manera que la rodilla permanezca en contacto con el suelo. Doble luego la pierna izquierda y coloque el pie sobre el muslo derecho en la misma forma en que se ha colocado el otro pie. Ambas rodillas deben tocar el suelo y debe mantenerse la columna vertebral recta. Las manos pueden colocarse en las rodillas con las palmas vueltas hacia arriba, el dedo índice toca la parte media del pulgar formando un círculo, los dedos restantes quedan extendidos y juntos. También puede colocarse la mano

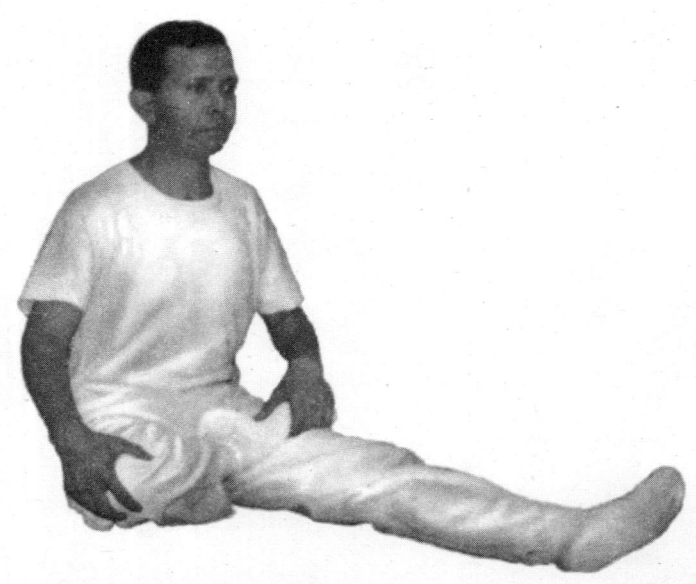

derecha sobre la izquierda, con los pulgares unidos por sus extremos descansando entre los talones. Si al principio resulta imposible lograr la posición correcta practique con una sola pierna, dejando la otra extendida y haciendo presión suave y repetida de la pierna que se encuentra doblada sobre el muslo, unas 20 veces. Luego haga lo mismo con la otra pierna. Padmasan es la asana clásica para meditación y pranayama.

Actitud mental: La atención deberá concentrarse en el punto interior del entrecejo en actitud de reposo o relajación mental.

Beneficios: Esta postura tiene grandes efectos psíquicos, mentales y espirituales, además de sus beneficios físicos. Controla y serena la mente. Tranquiliza y equilibra el estado

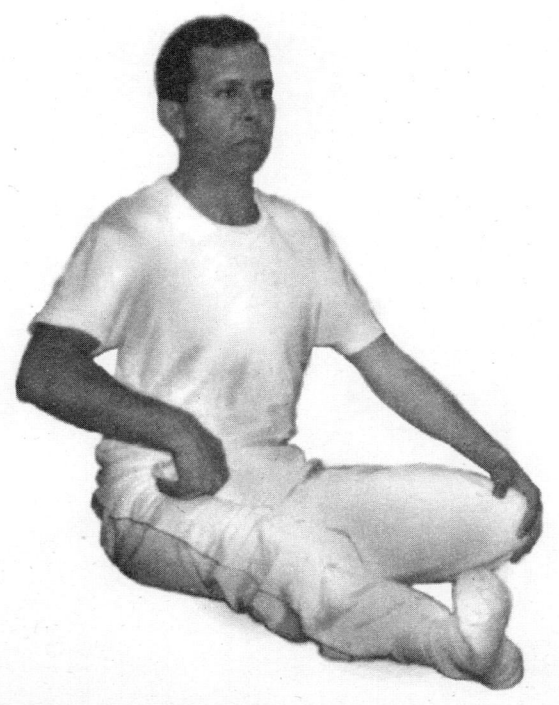

emocional. Permite más fácilmente la interiorización y la elevación del espíritu. Establece un perfecto equilibrio de las corrientes positivas y negativas del cuerpo, neutralizando temporalmente los impulsos fisiológicos, lo que origina la expresión de una mayor actividad psíquica, mental y espiritual. En el aspecto físico, provoca una mayor circulación sanguínea en los órganos de la región pélvica, vigorizándolos. Produce un excelente efecto al conservar la energía seminal, por favorecer la absorción de las secreciones de las gónadas.

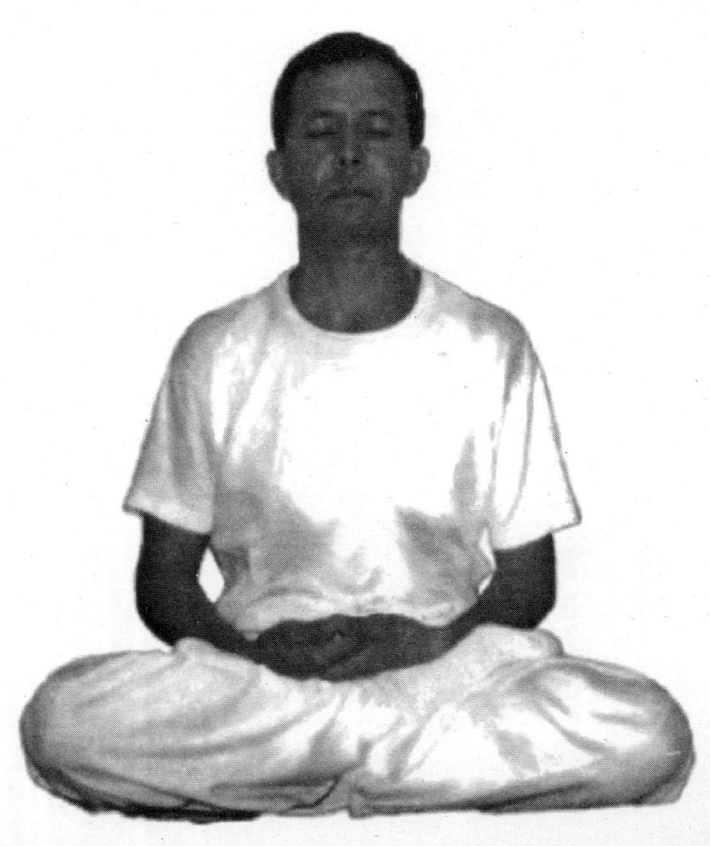

3. Utthit Padmasan.- Elevar la postura de Loto.

Ejecución; Adoptar la posición de loto, apoyar las palmas de las manos en el piso, a ambos lados de los muslos, suspenderse del suelo con el apoyo de las manos únicamente.

Actitud mental: La atención debe dirigirse a todo el cuerpo que se va suspendiendo desde el suelo, gracias al esfuerzo ejecutado por las manos, muñecas, brazos y articulaciones de los hombros.

Beneficios: Es excelente para los músculos, articulaciones y nervios de las partes que pone en acción, especialmente de las manos.

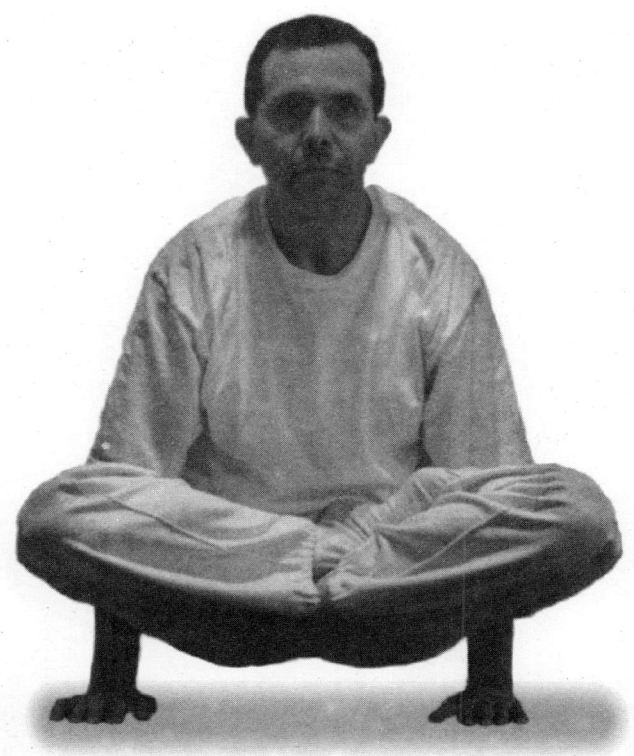

4. Siddhasan.- Postura del Adepto

Ejecución: Sentarse en el suelo con las piernas juntas y extendidas. Doble la pierna izquierda y coloque el talón exactamente en el perineo. La planta del pie debe quedar tocando la cara interna del muslo derecho. Doble luego la pierna derecha y coloque el talón en el hueso pubis (posición anterior del hueso hiliaco), sobre los genitales y de manera que el borde inferior del pie se inserte entre el muslo y la pantorrilla izquierda. Mantenga la columna vertebral erguida. Las manos se colocan como en el Padmasan. Es propia para meditación y pranayama.

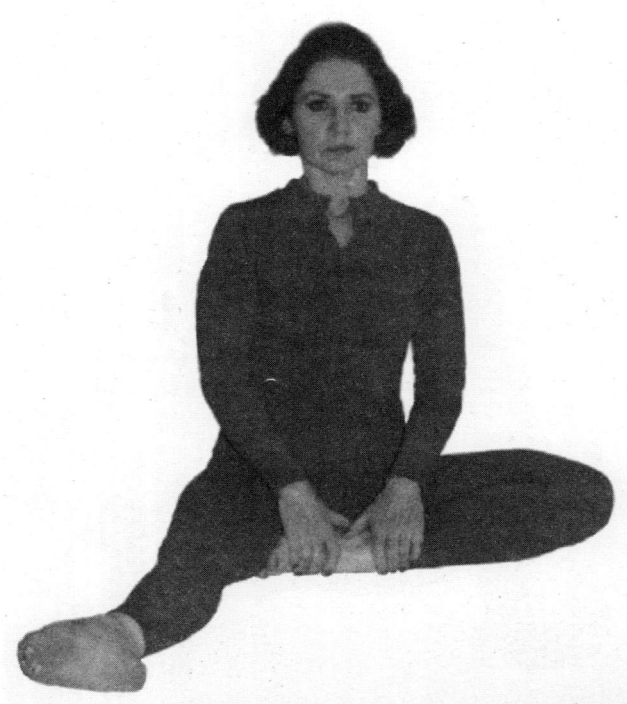

Actitud mental: La atención deberá concentrarse en el punto interior del entrecejo, en actitud de reposo o relajación mental.

Beneficios: Esta asana tiene efectos análogos a los del Padmasan, pero en su acción de controlar el deseo sexual es mucho más poderosa. Deben practicarla los que deseen conservar el celibato.

Observación: No conviene prolongar la postura de Siddhasan más de 1 hora, sin indicación de Maestro.

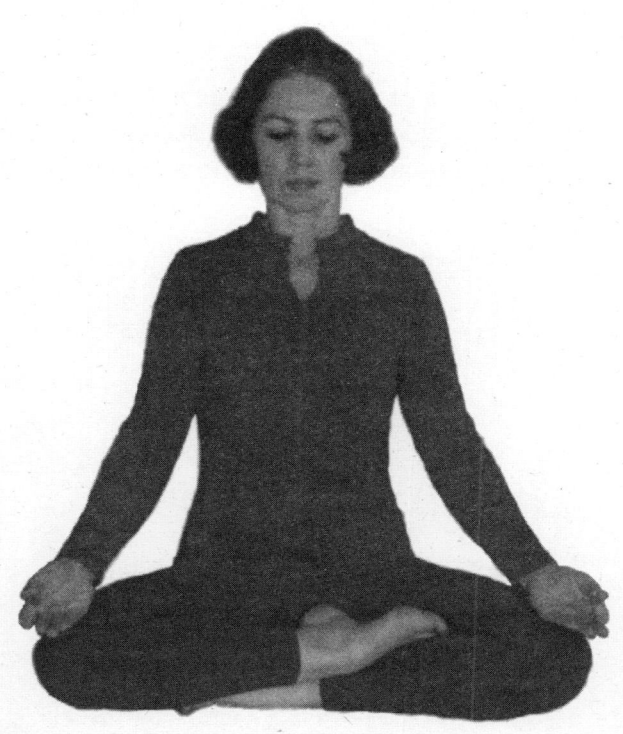

5. Janu Shirshasan, Postura de la rodilla.

Ejecución: Sentarse con la pierna derecha extendida y la izquierda doblada, de modo que el pie izquierdo quede colocado junto al muslo derecho y de manera que toda la planta toque la parte interna del muslo, el talón junto al nacimiento del mismo. Sin levantar ni doblar la rodilla de la pierna extendida, se toma con las manos el tobillo derecho para ayudarse a la flexión del cuerpo hacia delante hasta que la cabeza toque la rodilla derecha. Después practique doblando la otra pierna. Permanezca en flexión el tiempo que le sea posible de manera confortable. A medida que se progresa, conviene ir prolongando el tiempo de permanencia en flexión (3 veces en cada pierna).

Actitud mental: Concentre su atención a lo largo de la columna vertebral.

Beneficios: Como esta es una variante de la asana Paschimottanasan más fácil de ejecución para los que no dominan esta última, los efectos se darán en la próxima asana, ya que son los mismos.

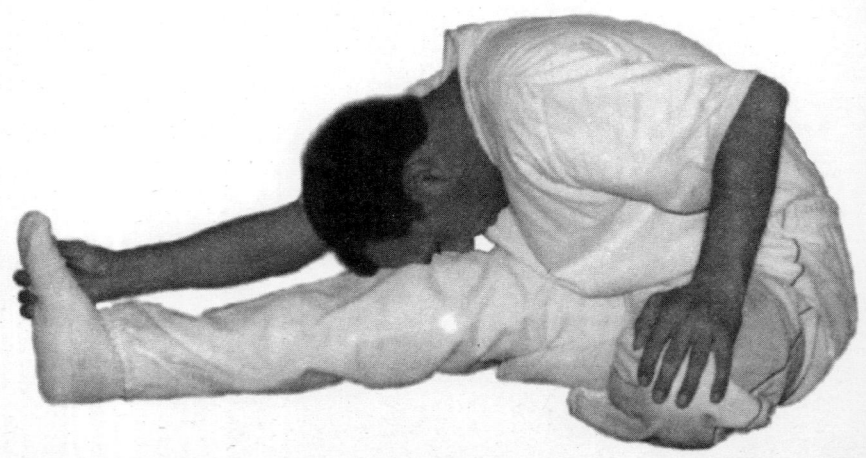

6. Paschimottanasan.- Ambas rodillas pegadas a la cabeza.

Ejecución: Sentarse con las piernas extendidas y los pies juntos, flexionar el tronco hacia delante mediante la contracción de los músculos del abdomen hasta que las manos puedan tomar los dedos de los pies, pegar la frente a las rodillas. Permanecer en esta posición el tiempo que se pueda, con comodidad. Mientras no se domine la asana, pegue la frente alternativamente en una y otra rodilla, sin levantar ni doblar las rodillas. Al flexionar el tronco exhale lentamente y al levantar el tronco inhale de nuevo lentamente.

Actitud mental: Dirija la atención a la columna vertebral en toda su atención.

Beneficios: Aumenta la flexibilidad de los músculos posteriores de los muslos. Con la contracción de los músculos abdominales se estimulan y vigorizan las vísceras del abdomen, previene y mejora la inflamación del hígado y del bazo. Beneficia el tejido nervioso a lo largo de la columna vertebral por aumentar la circulación en esa zona. Disipa el estreñimiento. Tonifica los nervios lumbares. Vigoriza los órganos pélvicos, sexuales, recto y vejiga. Excelente para los dolores procedentes del nervio ciático y el lumbago crónico. Actúa eficazmente contra la obesidad. Produce energía y decisión. Aumenta el dominio sobre el cuerpo.

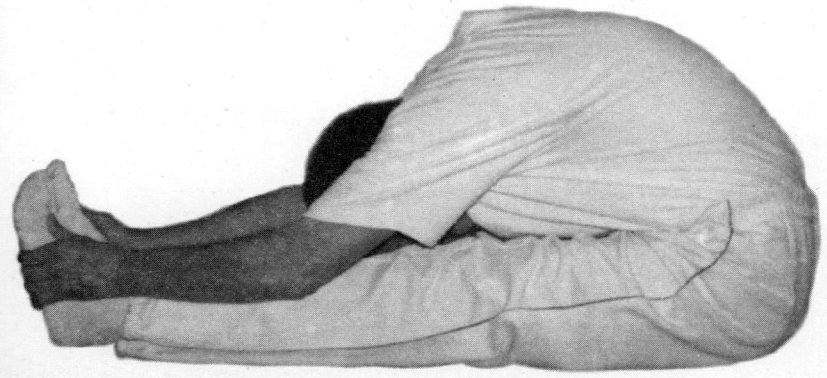

7. YOGA MUDRASAN.- Postura agachada.

Ejecución: Sentarse en Padmasan (postura de loto) o Sukhasan (postura fácil). Ponga los brazos a la espalda, tomando la muñeca derecha con la mano izquierda; la mano derecha debe estar empuñada con el pulgar adentro. Inspire por la nariz. Luego, mientras espira lentamente por la nariz, flexione el tronco hacia delante hasta que la frente toque el suelo. Permanezca así, sin respirar, el tiempo que le sea posible de manera confortable. Podrá ir aumentando progresivamente el tiempo de retención de la asana. Incorpórese poco a poco al

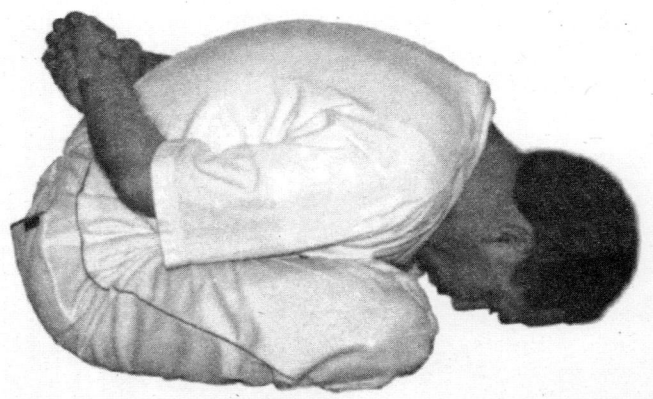

mismo tiempo que hace una inspiración. Espire y descanse. Puede repetirse 3 veces, más adelante podrá hacerlo 5 veces.

Actitud mental: La atención debe concentrarse en la frente en el sitio del entrecejo, en actitud de sumisión y humildad.

Beneficios: Excelente contra el estreñimiento en todas sus formas. Hace funcionar correctamente el hígado. Tonifica todos los órganos abdominales y la región lumbar. Fortalece los músculos del abdomen. Fomenta un estado de ánimo plácido y sencillo.

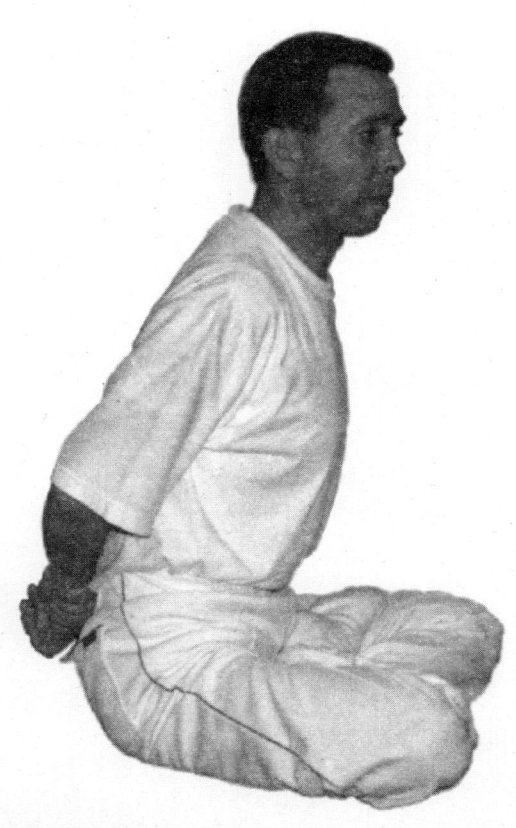

8. Angushthasan.- Postura sobre los dedos de los pies (Equilibrio)

Ejecución: Agacharse en la punta de los pies, apoyándose en el piso con los dedos de ambas manos, cruzar la pierna derecha sobre el muslo izquierdo, suspendiendo ahora lentamente los brazos para colocarlos extendidos en cruz para mantener el equilibrio. Procurar permanecer un minuto en esta posi-

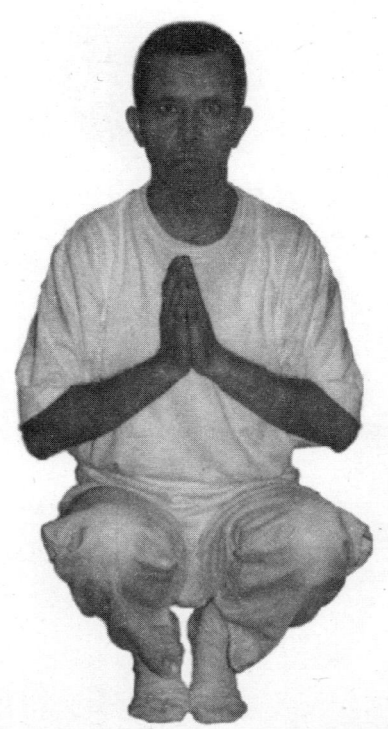

ción, o el mayor tiempo posible. Luego hacerlo con la otra pierna.

Actitud mental: Dirija su atención a las rodillas, piernas, tobillos y pies.

Beneficios: Se adquiere buen equilibrio corporal, fortalece los tobillos y da flexibilidad a las rodillas. Psíquicamente favorece a la concentración.

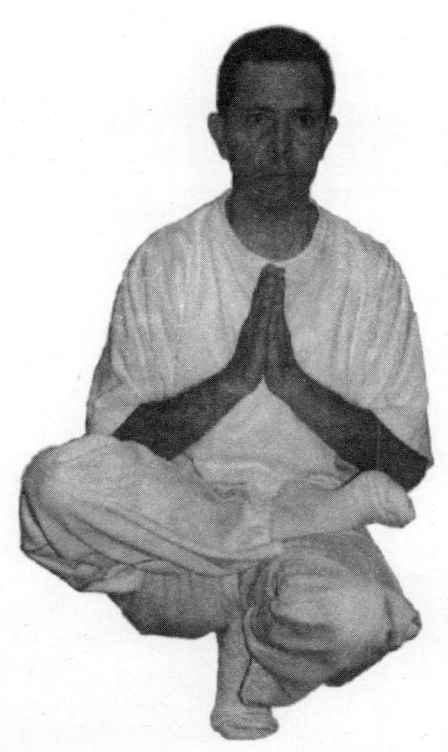

9. Uttan Padasan.- Postura con las piernas elevadas.

Ejecución: Acostarse boca arriba con los brazos extendidos de manera que las palmas de las manos queden pegadas a los lados de los muslos. Levantar a un tiempo las piernas juntas y la parte superior del tronco, permaneciendo en esta posición unos segundos (3 veces).

Actitud mental: concentre su atención en el plexo solar, mientras fija su mirada en las piernas.

Beneficios: Su efecto principal es el de concentrar energía en el plexo solar. Proporciona el correcto funcionamiento de la vejiga.

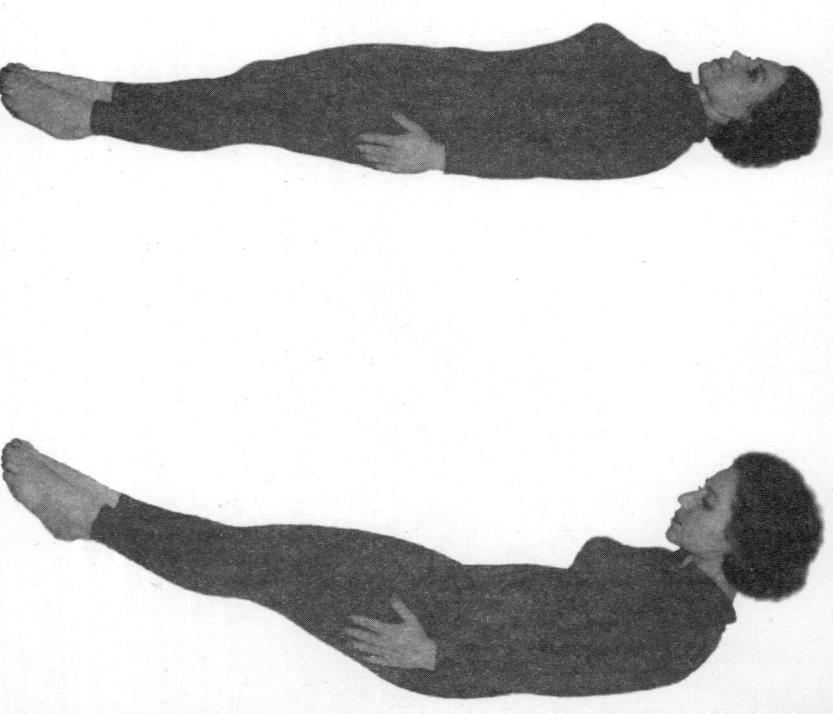

10. Bhujangasan.- Postura de la cobra.

Ejecución: Acostarse en el suelo boca abajo, colocando las palmas de las manos en el piso, más o menos debajo de los hombros. Haga una inspiración por la nariz. Luego, poco a poco vaya levantando la cabeza y después la parte superior del tronco haciendo el esfuerzo con los músculos de la espalda y ayudándose con las manos para terminar de erguir la mitad superior del tronco. Procurar no levantar la parte inferior, o sea, desde el ombligo hacia abajo. Curve bien la columna vertebral, desde la cabeza hasta la región lumbar. El movimiento debe ser lento y progresivo, evitando que se separen los pies. Permanezca en la posición de diez segundos a un minuto. Luego regrese lentamente a la posición inicial en la misma forma lenta y progresiva hasta colocar de nuevo el cuerpo en el suelo, con la cabeza descansando en una mejilla que toca el piso; coloque una vez la mejilla derecha y otra vez la izquierda (Practicarlos 3 veces).

Actitud mental: La atención debe dirigirse a la columna vertebral, sucesivamente a todas las vértebras que se van flexionando.

Beneficios: Da una gran flexibilidad a la columna vertebral. Beneficia el sistema nervioso. Disipa los dolores ocasionados por el exceso de trabajo porque vigoriza los músculos de la espalda. Facilita el trabajo de los riñones. Beneficia las vísceras abdominales. Corrige la obesidad, aún la de origen endocrino. Es particularmente eficaz como tonificante de los ovarios y útero.

11. Shabbhasan.- Postura de la Langosta.

Ejecución: Acostado en el suelo boca abajo, brazos rígidos extendidos a lo largo del cuerpo con las palmas de las manos a los lados de los músculos, levantar las piernas, haciendo un impulso, sin doblar las rodillas, al mismo tiempo que la cabeza, mirando al frente. Sostener la posición un minuto y volver a bajar hasta el piso a la posición inicial, colocado la mejilla en el piso, una vez de cada lado (Practicarlo 3 veces).

Actitud mental: Concentre su atención en las vértebras de la columna.

Actitud mental: Concentre su atención en las vértebras de la columna.

Beneficios: Corrige el estreñimiento y tonifica el hígado y los riñones. Fortalece los músculos abdominales y vértebras de la columna, estimulando los nervios que tienen su origen en las zonas lumbar y sacra. Aumenta la energía física. Vigoriza, produciendo una sensación de agilidad.

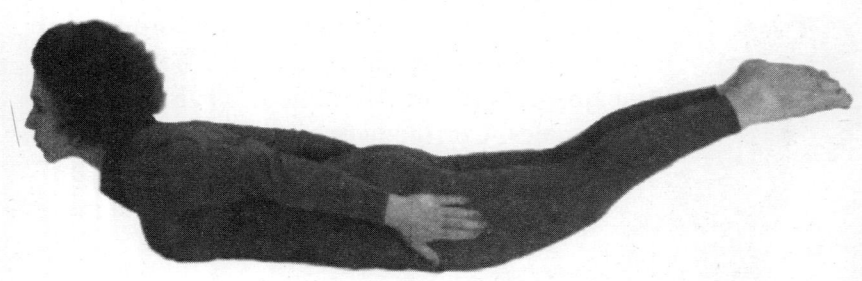

12. Dhanurasan.- Postura del arco.

Ejecución: Extendido en el suelo boca abajo, con los brazos a lo largo del cuerpo. Doble las rodillas y tómese los tobillos con las manos. Haga una inspiración. Levante luego el tronco del piso y al mismo tiempo tomar con las manos los tobillos para elevar las piernas lo más alto posible flexionando la columna, curvándola en forma de arco. Mantenga la cabeza bien alta. Espire. Permanezca en esta posición todo el tiempo que le sea posible, de manera confortable, respirando superficialmente. Vuelva poco a poco a la posición inicial en el suelo, boca abajo. Descanse unos instantes antes de volver a ejecutarla (3 veces).

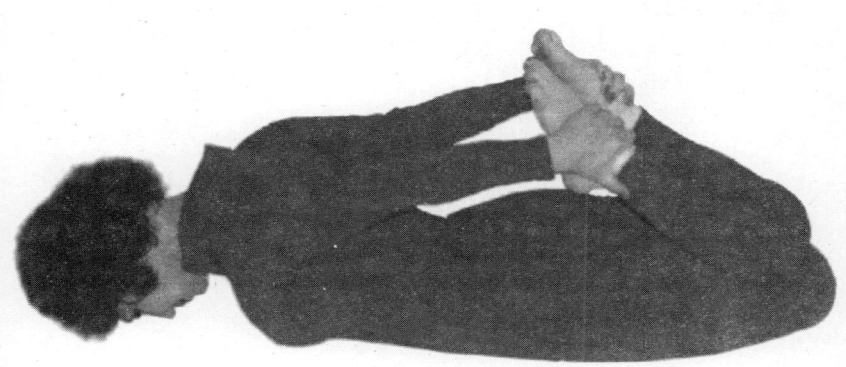

Actitud mental: Dirija su atención a la región pélvica y sacra.

Beneficios: Aumenta la elasticidad de la columna vertebral. El principal efecto de esta asana es la estimulación de las glándulas endocrinas en general, pero principalmente de la Tiroides y de las Suprarrenales, vigoriza las glándulas sexuales, tanto del hombre como de la mujer. Corrige las menstruaciones irregulares. Aumenta la energía del carácter y la agudeza mental.

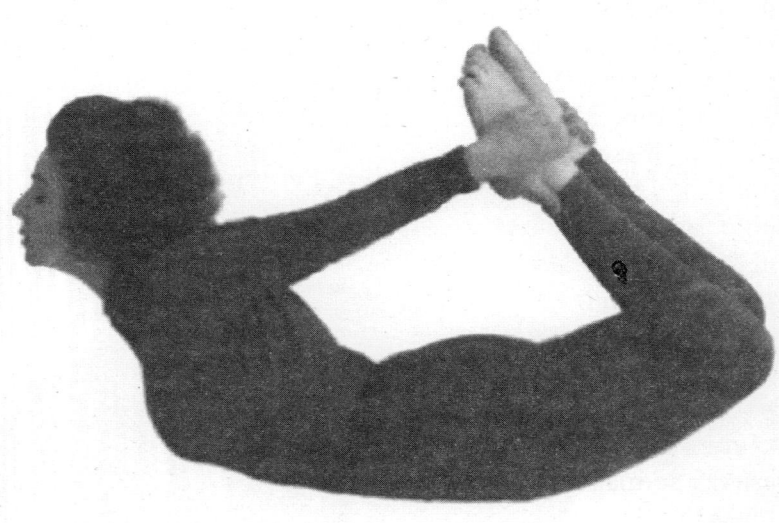

13. Sarvagasan.- Postura de Elevación sobre los hombros.

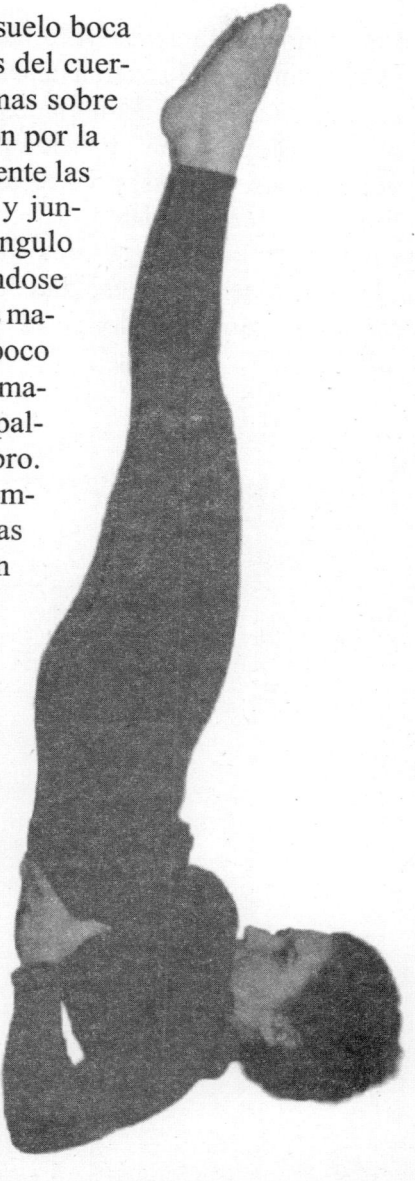

Ejecución: Extendido en el suelo boca arriba, los brazos a los lados del cuerpo y las manos con las palmas sobre el piso. Haga una inspiración por la nariz. Luego levante lentamente las piernas del suelo, estiradas y juntas, hasta que formen un ángulo recto con el tronco; apoyándose ahora más firmemente con las manos en el suelo: eleve poco a poco los antebrazos, coloque las manos en las costillas por la espalda para mantener el equilibrio. Inmediatamente eleve por completo el tronco y también las piernas, de modo que queden en perfecta línea recta sobre el suelo. El mentón queda presionado contra el pecho. En esta posición procure relajar todos los músculos posibles, sin alterar el movimiento correcto de la asana,. Permanezca en esta posición 1 minuto. Más adelante puede aumentar todo el tiempo que le sea posible de manera confortable.

Actitud mental: Concentre su atención en el cuello y en la glándula Tiroides.

Beneficios: Esta asana vigoriza todo el organismo física y psíquicamente. El sistema nervioso y todos los órganos de la vida vegetativa son estimulados. Previene la osificación prematura. Su posición invertida permite la descongestión venosa de las piernas y vísceras abdominales. Estimula el funcionamiento tiroideo, así como también de los órganos situados en el cuello y tórax Facilita el control del impulso sexual. Aumenta la vivacidad del intelecto. Produce una sensación de tranquilidad y un estado de ánimo positivo.

14. Halasan .- Postura Del arado.

Ejecución: Estando en la posición de elevación sobre los hombros, lleve ambas piernas estiradas y juntas hacia atrás de la cabeza hasta tocar el piso con la punta de los dedos de los pies, más allá de la cabeza. Permanezca en esta posición 1 minuto, respirando tranquila y regularmente. Más adelante puede conservar la posición todo el tiempo que le sea posible de manera confortable.

Actitud mental: Concéntrese en la columna vertebral mientras ejecuta el movimiento. Luego concéntrece en la región posterior del cuello o nuca, en los momentos en que permanezca inmóvil.

Beneficios: Aumenta la elasticidad de toda la columna vertebral, previniendo la osificación prematura. Excelente beneficio para la médula espinal y sus centros nerviosos. Estimula la circulación de las vísceras abdominales y también del cerebro. Es indicado para las personas que padecen de jaquecas. Corrige los trastornos menstruales. Produce una gran agilidad física y energía de carácter. Aumenta la confianza y el dominio de uno mismo. Vigoriza la actividad psíquica.

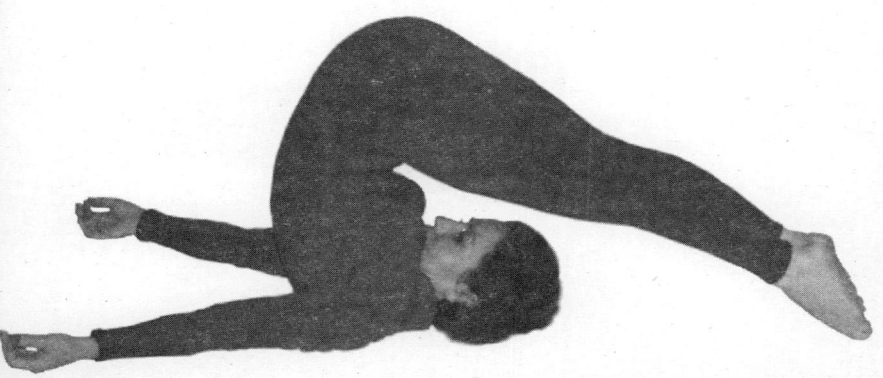

15. Karna Pidasan.- Postura de las orejas.

Ejecución: Estando en la posición del arado, doble las rodillas, una primero y otra después, a ambos lados de la cabeza, de manera que ambas orejas queden tapadas con ambas rodillas. Permanezca en esta postura 1 minuto o el mayor tiempo posible de manera confortable. Para deshacer esta asana proceda exactamente en sentido inverso, ejecutando primero el Halasan, luego Sarvangasan hasta llegar a la posición inicial. Evite todo movimiento brusco en el descenso. Las posturas Números 13, 14 y 15 pueden ejecutarse como un conjunto (practicarlos 3 veces).

Actitud mental: La concentración se dirigirá a la parte posterior del cuello.

Beneficios: Los mismos del Halasan, ya que Karna pidasan es una variante de Halasan.

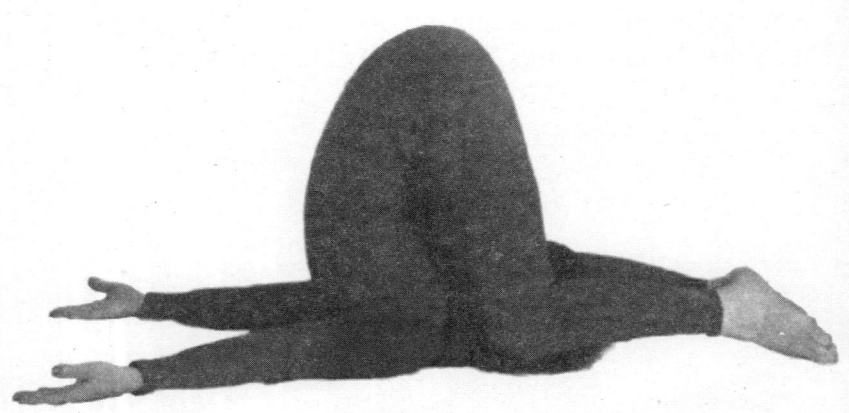

16. Chakrasan- Postura de la rueda.

Ejecución: Acuéstese en el piso boca arriba, doble las rodillas pegando bien lo talones a los glúteos, el cuerpo plano en el suelo, las palmas de las manos apoyadas en el piso hacia atrás, lo más cerca posible de los hombros. Levante luego lentamente el cuerpo comenzando por la cabeza, el tronco y, por último, las piernas, arqueando el cuerpo con la cabeza echada hacia atrás. Permanezca en la postura 1 minuto o el tiempo que le sea posible de manera cómoda, más adelante podrá permanecer mayor tiempo. Regrese a la posición inicial sin brusquedad (practíquela 3 veces).

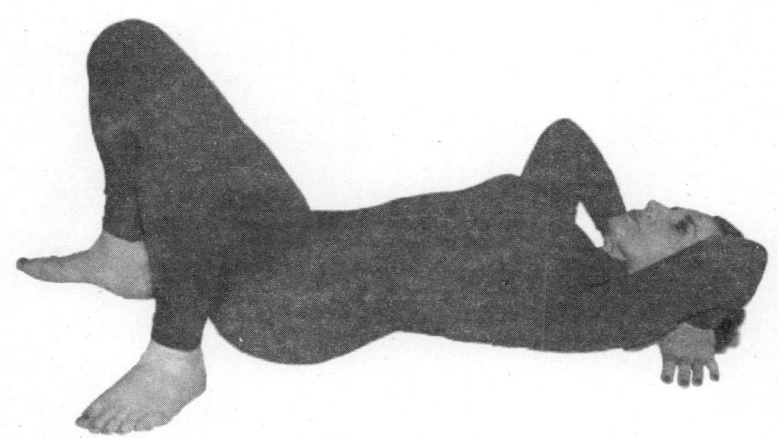

Actitud mental: Dirija su atención a la columna vertebral sucesivamente a todas las vértebras que se van flexionando.

Beneficios: Esta asana proporciona gran agilidad y control del cuerpo. Produce los mismos efectos que Dhanurasan y Bhuyangasan.

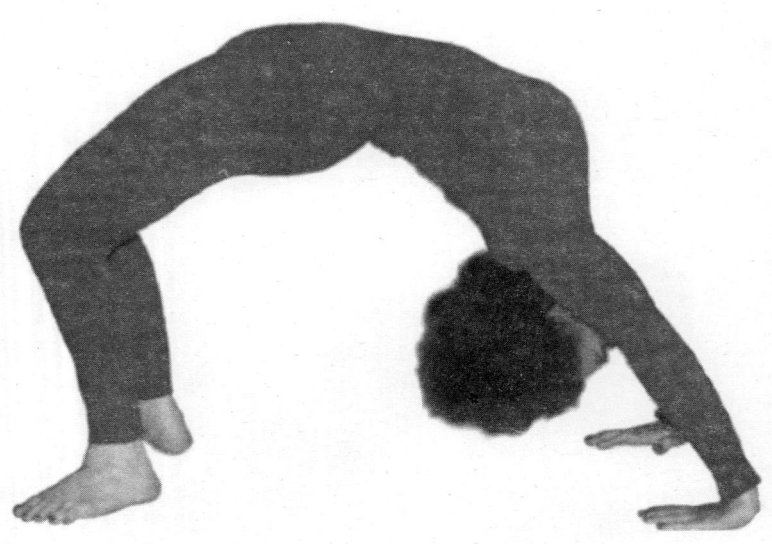

17. Shirsasan.- Postura de cabeza.

Ejecución. Enrolle una toalla para hacer la base donde habrá de colocar la cabeza. De rodillas ponga las palmas de las manos y los antebrazos en el piso con los codos cerca de las rodillas; incline la cabeza hasta poner la frente en el centro de la toalla enrollada. Transfiera ahora el peso del cuerpo sobre la cabeza y los antebrazos y manos que forman la base de apoyo; eleve los pies del suelo, conservando las piernas juntas y dobladas; luego eleve lentamente los muslos hacia arriba conservando las rodillas algo flexionadas; al llegar al punto más elevado estire las piernas por completo de modo que quede todo el cuerpo en perfecta línea vertical sobre el suelo. La respiración ha de ser tranquila durante todo el proceso de ejecución. Permanezca en esta postura unos 30 segundos en los primeros intentos y progresivamente puede ir aumentando el tiempo (1 minutos cada 15 días) hasta alcan-

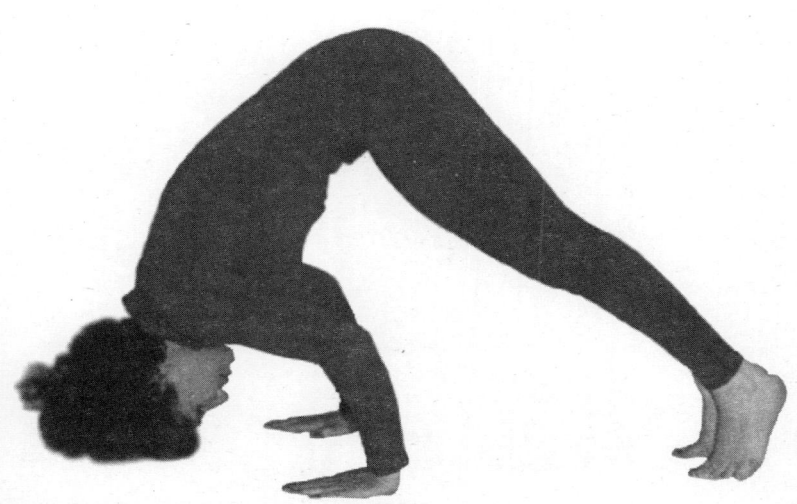

zar una duración de 10 minutos. Para deshacer esta asana siga exactamente el proceso inverso de los movimientos con la misma lentitud y suavidad. Precaución: Nunca se levante inmediatamente después de hacer esta asana; el cambio brusco de presión podría producirle varias molestias. Permanezca arrodillado con la cabeza cerca del piso durante algunos segundos hasta que se sienta completamente descongestionado. Luego póngase de pie y permanezca 2 minutos por lo menos en esta posición vertical sin moverse, para que la sangre baje de la cabeza.

Actitud mental: Mantenga la atención fija en el cerebro.

Beneficios: Con el transcurso del tiempo esta asana produce una transformación general de la persona: física, mental y espiritual. Desarrolla la memoria y la intuición. Facilita el

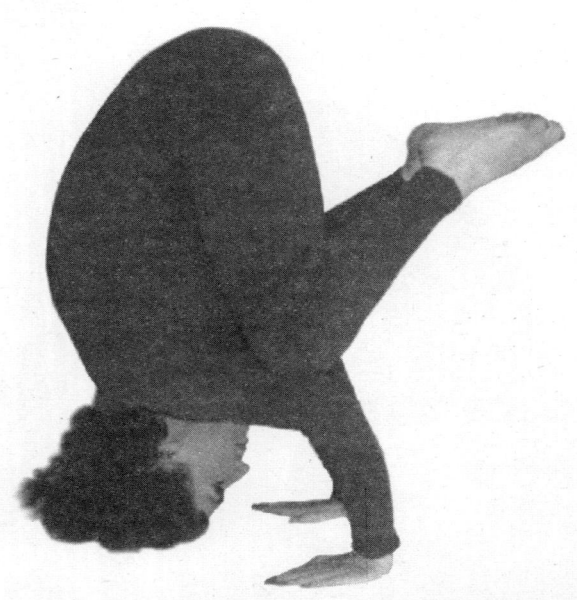

incremento de la actividad de las glándulas Hipófisis y Pineal, actualizando nuevas facultades psíquicas, se alcanzan niveles superiores e ignorados de la mente y ayuda al discípulo de aspiración sincera y pura llevar una vida espiritual más efectiva. Se obtienen estímulos de tipo pránico por el cambo de polaridad magnética. Es el gran revitalizador cerebral; debido a la abundante irrigación sanguínea durante este ejercicio de la región craneal, todas las estructuras allí ubicadas reciben intenso beneficio. Tonifica el sistema Nervioso Central y el Simpático. Corrige defectos de los ojos, nariz, garganta y oídos. Resulta muy útil para la conservación de la Brahmacharya. Los que padecen de poluciones nocturnas sentirán alivio. Esta asana, como todas las de posición invertida, estimula todos los órganos abdominales y sus funciones.

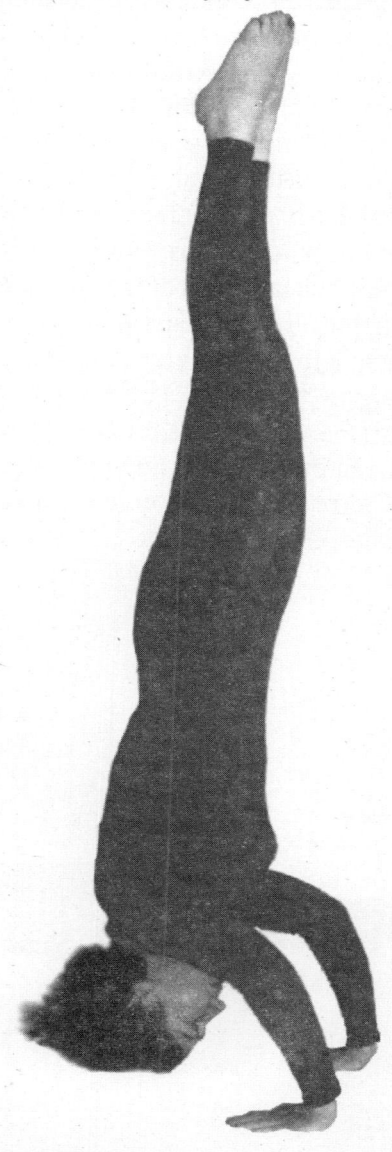

18. Shavasan. Postura de relajamiento.

Ejecución: Después de terminar los ejercicios, usted debe acostarse boca arriba en el piso sobre su manta, estirando el cuerpo y las extremidades como desperezándose, girando el cuerpo hacia un lado, abriendo la boca para relajar la quijada, estirando y encogiendo brazos y piernas (la rodilla se dobla hasta llegar cerca del mentón inclinando levemente la cabeza hacia delante); luego girar el cuerpo hacia el otro lado y hacer lo mismo repitiendo tres veces hacia cada lado los mismos movimientos y, por último, quédese extendido boca arriba, los pies casi juntos por los talones y más separados hacia los dedos, en forma de abanico. Los brazos extendidos, algo separados del cuerpo con las palmas de las manos hacia arriba y los dedos un poco doblados con naturalidad. La cabeza en posición que pueda quedar perfectamente relajada. Cierre los ojos, comience a relajar todos los músculos del cuerpo principiando por los pies hasta llegar a la cabeza.

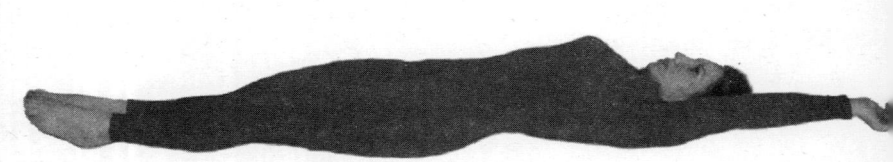

Respire lenta y rítmicamente. Este descanso debe prolongarse por lo menos durante 5 minutos.

Actitud mental: Procure no distraer su atención con ningún pensamiento o emoción determinada, apartando sus cambiantes ideas. Su mente solo deberá estar ocupada en la relajación. Sintiendo que todo el cansancio sale de su cuerpo. La actitud mental durante todo el proceso de relajación consiste tan sólo en mantener la atención despierta y tranquila con la idea única y constante de relajar cada vez más todos los músculos del cuerpo. Repita mentalmente la orden de aflojamiento general, desde los pies hasta la cabeza. Cuando sienta todo el cuerpo tranquilo y reposado habrá conseguido la relajación física periférica. Insensiblemente irá desapareciendo la percepción física total del cuerpo si la relajación ha sido completa. Dirija su atención luego al ritmo respiratorio. Piense que la respiración se hace más tranquila, profunda y rítmica. Comenzará a sentir una extraordinaria sensación de tranquilidad, bienestar y descanso físico y mental.

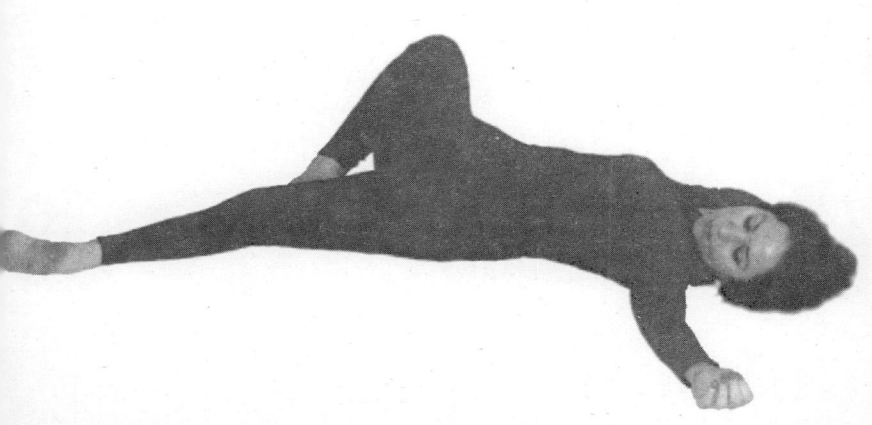

Benéficos: La práctica de la relajación produce excelentes beneficios al calmar los estados de tensión nerviosa y depresión de ánimo. Devuelve el vigor y reanima física y mentalmente. Es particularmente beneficiosa tanto para aquellas personas recargadas de tareas mentales, como para las que gastan enorme energía física. Cuando se realiza esta asaña correctamente, se experimenta un verdadero estado de descanso y alegría.

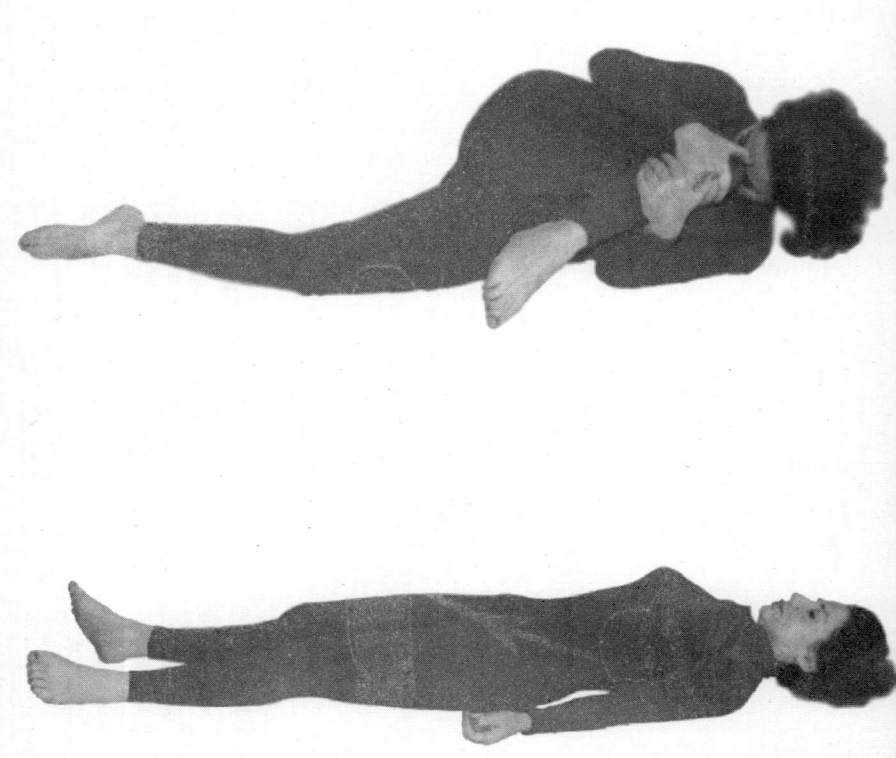

Capítulo 7

Kundalini Yoga

Kundalini Yoga es el Sendero de la Energía Latente.- Hay seis plexos nerviosos (Sat-Chakras) en el cuerpo. Cuando Kundalini Shakti (la serpiente del poder) descansa, es activa solamente en los centros bajos e inferiores y el hombre tiene sólo experiencias finitas, perecederas. Cuando, por ciertos métodos yogas, la kundalini se sacude, despierta y se mueve hacia arriba, separándose de si misma; el poder móvil de su creación y unidad se junta con la conciencia pura.

Kundalini es el poder serpentino o fuego místico; es la energía primordial o Shakti que se halla adormecida en el chakra muladhara; es la gran fuerza pristina que se encuentra en la materia orgánica e inorgánica; es un potencial espiritual de gran poder cósmico sin forma.

El despertamiento de kundalini se produce después de una larga práctica de Asanas Pranayamas y Purificaciones internas y externas.

Los Rishis de pensamiento profundo, con un gran poder de análisis y reflexión han logrado el conocimiento de los elementos de la materia, tanto en lo infinitamente grande como en lo infinitamente pequeño, sin hacer uso de instrumentos científicos como el microscopio electrónico y fisiológico de los sistemas nervioso, endocrino, respiratorio y circulatorio. Alcanzaron a captar la potencialidad de kundalini, el funcionamiento de los chakras (centros emisores, captores y trasformadores de energía) y los nadis. Mediante esos conocimientos, lograron sistematizar el Yoga Kundalini.

Constituyendo el eje del cuerpo la columna vertebral, consta de 33 vértebras y se encuentran de la siguiente manera:

1. Región cervical   (7 vértebras)
2. Región Dorsal   (l2 vértebras)
3. Región Lumbar   (5 vértebras)
4. Región sacra   (5 vértebras)
5. Región coccígea   (4 vértebras)

Las vértebras constituyen un verdadero pilar, sirviendo como soporte al cráneo y al tronco, se encuentran unidas por articulaciones voluminosas fibro-cartilaginosas. Cada vértebra tiene un agujero cilíndrico en su centro, por el que pasa la médula espinal. La espina dorsal no es recta sino curva, a fin de facilitar la flexibilidad.

Entre vértebra y vértebra existen aberturas que sirven para el paso de los nervios del cuerpo. Las cinco regiones tienen correspondencia con cinco chakras localizados de abajo hacia arriba: Muladhara, Swadisthana, Manipura, Anahata y Vishuddha.

La médula espinal es un cordón de material nervioso, igual al de la masa encefálica, presentando una parte blanca y otra gris; la materia blanca se encuentra en la periferia y en el centro, la materia gris. Esta masa nerviosa de que está constituida la médula espinal, no se adhiere al canal espinal; entre ambos hay un espacio ocupado por el líquido cerebro-espinal, el cual desempeña un papel de protección. Otra protección que tiene la médula, es una cubierta de tejido adiposo.

La médula espinal se introduce en la masa encefálica en el cuarto ventrículo, siguiendo por el tercero hasta el quinto, tocando la parte alta conocida como corona, donde se encuentra el chakra Sahasrara. Hacia abajo, se le halla extendida, desde el principio del canal espinal, al término del cráneo, hasta la segunda vértebra coccígea, donde se ramifica en numerosos nervios, como una madeja suelta, recibiendo el nombre de "filum terminale".

La médula espinal fue conocida por los yogis de hace muchos siglos, como "Sushumna Nadi, está considerado como un tubo astral, conductor de la energía pránica.

El cuerpo físico y el cuerpo astral, tienen una conformación homóloga. A cada uno de los centros físicos corresponde uno astral. El cuerpo físico se relaciona con el cuerpo astral.

Los nadis Ida y Pingala, se encuentran a izquierda y derecha de la médula espinal. Cuando los nadis están obstruidos por impurezas, el hálito no puede avanzar por el nadi central. Es importante mantenerlos purificados, mediante los pranayamas.

Los chakras

Chakra significa rueda, que se encuentran en el cuerpo astral o doble etéreo, que no es visible para la gran mayoría. Es el campo por el que fluyen las corrientes vitales que mantienen activo el cuerpo. Es el medio por el que fluyen las ondulaciones de pensamiento y sensibilidad, a la materia visible de mayor densidad, que se observa por quien la capta, como una masa de neblina.

El cuerpo físico requiere: alimento para sus células y aire para proveer de oxígeno a sus tejidos. Los chakras o centros de fuerza son áreas de conexión, por medio de las cuales fluye la energía del cuerpo astral al físico.

Cuando no se tiene gran desarrollo espiritual, son círculos de cinco centímetros de diámetro, aproximadamente, con poco brillo. Cuando se ha trabajado con voluntad en el avance espiritual, son refulgentes como estrellas.

El sukshma Prana fluye en el sistema nervioso del cuero astral. Este y el Sthula Prana en el sistema nervioso del cuerpo físico, tienen una influencia recíproca.

Kundalini Yoga afirma que, donde hay un enlace de varios nervios, arterias y venas, se constituye un plexo físico que a su vez, se relaciona con el chakra correspondiente o centros de Sukshma Prana, en el Nadi Sushumna.

Todas las funciones del cuerpo: nerviosas, digestivas, circulatorias y demás, se hallan bajo el control de los centros en el Sushumna, porqué el cuerpo físico posee cierta conciencia instintiva de su campo, a lo que a veces se le nombra como el elemento físico. Corresponde en el mundo material, al elemental del deseo del cuerpo astral. Esta conciencia siempre está al tanto del cuidado del cuerpo y de lo que éste requiere. Dicha conciencia es algo aparte de la conciencia del hombre y su funcionamiento es independiente del ego. Todos los movimientos instintivos se deben a esta conciencia y es por su actividad que el Sistema Simpático actúa sin acción de nuestra voluntad.

Los chakras, en orden de abajo hacia arriba, se clasifican de acuerdo al papel que desempeñan, en: fisiológicos, personales y espirituales. Los dos primeros: Muladhara y Swadhisthana, tienen entre sus funciones recibir en el cuerpo dos fuerzas procedentes del plano físico: el fuego serpentino de la Tierra y la vitalidad procedente del Sol. Los tres intermedios se ocupan de las fuerzas que llegan al hombre, por medio de su personalidad. El Manipura las recibe del Astral inferior, el Anahata del astral más elevado y de la mente inferior el Vishuddha. Cada uno nutre determinados grupos ganglionares del cuerpo físico. Los chakras Ajña y Sahasrara, están conectados con el cuerpo pituitario y la glándula pineal, respectivamente.

Entre vértebra y vértebra existen aberturas que sirven para el paso de los nervios espinales que van a diferentes órganos del cuerpo. Las cinco regiones tienen correspondencia con cinco chakras localizados de abajo hacia arriba.

Chakra Muladhara, se localiza en la base de la columna vertebral, entre los órganos genitales y el ano, es el extremo del nadi Sushumna. Está considerado cono centro de origen de todos los deseos y apegos. Este chakra otorga control sobre las emociones en la meditación, desarrollándolas en un plano superior; también interviene en el desarrollo de la facilidad de palabra y la habilidad en la organización:

Chakra Swadhisthana se sitúa en la raíz de los órganos genitales. Ejerce control sobre la parte inferior del abdomen, se encuentra ligado a los ganglios simpáticos, a la altura de la quinta vértebra lumbar. Cuando este chakra es desarrollado se dan poderes psíquicos y control sobre los sentidos.

Chakra Manipura es el loto de la región del ombligo. Es la emanación del plexo solar. Este chakra se considera como el centro de gravedad, se asocia estrechamente con sentimientos y emociones cuando se desarrollo este chakra, es dirigido por el canal espinal al Sistema Nervioso Central.

Chakra Anahata, este centro es llamado: La Música de las Esferas, tiene correspondencia con el plexo cardiaco del Sistema Simpático. Su desarrollo es el que permite un control sobre las fuerzas de la naturaleza, también es el símbolo del amor, de la devoción.

Chakra Vishuddha, es el centro de la extrema pureza, situado en la región de la garganta. Corresponde al plexo laríngeo del Sistema Simpático. Es el centro que gobierna a los nervios transmisores de las percepciones. La energía de este centro procede de los nervios cervicales y de las ramificaciones del vago, a través de la médula.

Chakra Ajña, es el sexto chakra se encuentra bajo la división oftálmica del quinto nervio craneano, es el centro en el que se desarrolla el tercer ojo, corresponde al plexo cavernoso del Simpático.

Chakra Sahasrara, es el séptimo chakra, no está conectado a ningún plexo simpático y se encuentra asociado con la glándula pineal. La cavidad (Randhra) segrega el fluido cerebroespinal. Al final de esta cavidad se localiza el espacio sub-aracnoideo, que es el orifico que permite la ligadura entre Prana (cavidad interna) y Akash (cavidad externa), coronando el cerebro, que es bañado por el fluido divino. Todos los tejidos del sistema nervioso son de polaridad positiva; por tal motivo toman el oxígeno regenerador con mayor rapidez. El yogi absorbe el prana mediante asanas adecuadas, con la concentración de fuerza en Sushumna, para elevarlo a través de los chakras, con ayuda de kundalini. La retención de la respiración tiene efectos terapéuticos y rejuvenecedores en el cuerpo. Este chakra una vez iluminado, constituye el alcance e identificación con la Conciencia Universal.

La práctica de kundalini yoga incluye la meditación en cada chakra. Para esto el practicante debe conocer perfectamente los chakras, con objeto de visualizarlos. En ocasiones es necesario hacer su correlación de elementos, región del cuerpo, figura geométrica, color y mantra correspondiente, después de practicar ciertas asanas y pranayamas.

El trabajo para despertar la energía kundalini debe ser posterior a una intensa purificación en el plano físico y mental. Quien descuidando este aspecto importante inicie la disciplina para tal efecto, nada positivo podrá esperar. El practicante debe tener pureza, gran voluntad y perfecta salud, pues solo un cuerpo sano responde al esfuerzo que se requiere.

Para despertar tan preciada energía, es importante desarrollar lo siguiente; 1. Pureza del cuerpo 2. Pureza de los nadis 3. Pureza de la mente 4. Pureza del intelecto.

Para obtener la purificación del cuerpo, debe practicar Shat Karma (seis métodos o kriyas), como enseña Swami Pranavananda a sus discípulos y son: l. Dhauti 2. Basti 3. Neti 4. Nauli 5. Tratak y 6. Kapalabhati.

Para alcanzar la purificación de los nadis, es necesaria la práctica de pranayamas. El yoghi debe llegar al control consciente del funcionamiento de todos sus órganos y formas de conducta, en la retención del aliento. Si se controla el prana, se controla la mente.

Así como el cuerpo físico tiene su sistema nervioso, el cuerpo astral también lo posee, existiendo una conexión entre los dos. Pranayama es el proceso de la regulación del aliento, y existe una variedad de estos, a fin de adaptarlos a nuestra constitución física y temperamento.

La pureza de la mente y del intelecto, se logra practicando meditación, reflexión y contemplación.

Capítulo 8

Mantra Yoga

Mantra Yoga es el Sendero de Vibraciones Espirituales. La palabra mantra proviene de la raíz sánscrita: Man cuya traducción es: mente y Tra significa control, así es que Mantra es el control de la mente a través del sonido.

En este sendero las personas que practican los Japam del Mantra, que son fórmulas sagradas de palabras dadas a los discípulos por los Maestros, con la repetición de ciertos sonidos e invocaciones, el individuo alcanza su meta.

Los mantras son una ayuda inmejorable para obtener la mente disciplinada que tanto beneficia al hombre.

El mantra es un aspecto de la disciplina espiritual. Es sonido, es como una fuente de vibraciones positivas, saludables que modifican nuestro estado de ser. Los mantras son composiciones de algunas palabras o fórmulas sagradas, para practicar Japam, que es la repetición de los propios mantras en determinada cantidad de veces. Un mantra es una palabra o palabras sagradas. Es un sonido símbolo místico de Dios. Los mantras están dedicados a distintas divinidades para que ellas propicien sus múltiples beneficios materiales y progreso espiritual. El mantra más conocido es el OM, la sílaba sagrada del sánscrito que muchos hindúes la usan para practicar meditación. Muchas religiones utilizan el sonido para concentrarse.

Existen mantras de cinco, ocho, doce y veinticuatro letras. La repetición de los mantras con su entonación, es capaz de producir vibraciones diversas en diferentes partes del sistema nervioso, identificadas como chakras (centros electromagnéticos en el cuerpo).

Existe una cantidad considerable de mantras, con resultados diferentes, Ejemplo:

1. Los mantras Siddha o cumplidos, cuyo efecto es relativamente rápido.
2. Los Sadhya, que produce su efecto después de mucho tiempo.
3. Los Susiddha, que producen su efecto de acuerdo a los méritos personales.

Un mantra es una energía mística dentro de una estructura de sonido. Todo mantra encierra en sus vibraciones un determinado poder. Por medio de la concentración y repetición se libera su energía y esta toma forma.

Los mantras deben recibirse de labios de un Gurú (Maestro Espiritual), tienen poderes ilimitados y deben ser aplicados conforme a las reglas. Se puede llegar a través de la práctica a estados Superiores. Quien compone los mantras, debe ser capaz de calcular sus efectos en planos distantes y los efectos de quien los entona. El Maestro capacitado recibe el nombre de Mantra-Kara. El Guru comunica poder espiritual al discípulo, por medio de mantras, además recibe de Él un mantra que debe usar para la práctica diaria de meditación. La recitación del mismo produce en el practicante serenidad mental y desarrollo espiritual.

La mente más disciplinada y controlada posiblemente requiere también de una sincera devoción. La ciencia de un mantra estriba en saber escuchar y recitar perfectamente.

El origen de los mantras es muy remoto. La historia no puede precisar cuando nacieron; pero los Vedas, que son antiquísimas Escrituras Sagradas de la India, ya nos hablaban de ellos El Rig Veda es el de mayor antigüedad y en el menciona la técnica de los poderosos mantras.

Un mantra contiene pocas palabras en su elaboración y estas no deben ser repetidas mecánicamente, es necesario hacerlo pensando en el origen de su significado.

La construcción de mantras, aparentemente parece sencilla, sin embargo, es todo lo contrario, porque el alfabeto está ordenado de una manera especial en el sánscrito y hay que saber dar la entonación correcta a cada término y no solo eso, sino que los sonidos deben ser emitidos perfectamente.

La India mística pudo resguardar la divina sabiduría de su literatura y su sagrada enseñanza, sus himnos Védicos, que son la tradición máxima de su civilización, encierran todas las técnicas del sonido, la gramática, los cánticos y música no profana. El lenguaje, el verso, los himnos y todas las alabanzas y excelsas manifestaciones del espíritu, están codificadas en forma suprema en los Darshanas de la India. Los antiguos sacerdotes, filósofos y poetas, supieron proteger esta tradicional sabiduría y transmitirla de generación en generación y por miles de años fue la enseñanza oral.

Antiguamente, los himnos eran recitados en ocasiones especiales esperando el momento en que todo fuera propicio y se cantaban tratando de sintonizar con la musicalidad de los astros, buscando el acorde que da el diapasón del Universo. El efecto producido era tremendo Espiritualmente se recibían las fuerzas benéficas y universales. Las potentes vibraciones eran efectivas y atraían para sí las grandes fuerzas cósmicas.

Los himnos sagrados del Oriente, tienen la facultad de transformarlo todo. Los mundos, interno y externo, lucen diferentes después de ser pronunciados dichos himnos. El aire se satura de positivas vibraciones y el ambiente se suaviza, y es quizá porque el Dios que está invocándose en sagrados versos, se inspira y se conmueve por sus propias inspiraciones.

En el conocimiento de los himnos o cánticos sagrados (Bajan, Kirtan o Mantra), la guía de un Maestro es indispensable, sobre todo para poder captar la magna sabiduría. Es necesaria la dirección de un Maestro, docto en esta milenaria enseñanza, misma que es transmitida oralmente de generación en generación, cuidando de la pureza. Sin permitir que sea cambiada la tradición, para conservar la nitidez de la enseñanza.

Hora tras hora se sometían los discípulos al aprendizaje y aún en la actualidad, se usan los mismos métodos para enseñar los cantos y versos en las Escrituras Sagradas de la India, en un tipo de escuelas en donde los alumnos colaboran con aprender atentamente de su Gurú, la elevada enseñanza que se les transmite.

Los sentidos abiertos a lo externo no pueden captar lo etérico y sutil y para poder utilizarlos hábilmente, los discípulos deben encontrar un virtuoso Maestro que les muestre como han de conseguir ese conocimiento y habilidad. Por esto es que al amado Guruji, se le identifica como a la voz de Dios.

Habiendo el Guia Espiritual trascendido el sendero, conoce por propia experiencia todos los métodos y técnicas; por su propia capacidad se ha elevado hasta las celestes regiones y conoce los mundos nunca vistos. El Maestro conoce también la voz de la Divinidad El Gran Maestro del Espíritu se llama Jagad (el preceptor mundial) Lleno de gozo, Él nos enseña las palabras adecuadas, para que con su guía nos sean abiertas las puertas del elevado mundo, donde el Ananta Gurú (Maestro Infinito) mora.

Insiste el doctor Swami Pranavananda Saraswati, sobre la necesidad de recitar mantras o cantos devocionales con el objeto de producir vibraciones sutiles para tranquilizar la mente. Los Maestros son una ayuda inmejorable para obtener la mente disciplinada que tanto beneficia al hombre. Su recitado aumenta el poder de concentración y determina una perfecta relajación del sistema nervioso y de la mente, ayudando a mantener la estabilidad emocional e impulsando, por añadidura, la reducción del peso excesivo y la conservación de la salud. Mantra es, específicamente, sonido, cuyas vibraciones positivas actúan en forma saludable sobre nuestro ser.

Así es que los mantras son el sonido viviente, fórmula sonora y sabia del conocimiento ritual, capaces de elevar a las personas que los entonan con devoción y sentido de lo sagrado, a las más elevadas dimensiones espirituales. Su objetivo es serenar la mente, por lo que es recomendable su entonación como preludio para la práctica de la meditación.

Swami Pranavananda cumplió 51 años de su misión Yoga Mundial el 7 de junio del 2002 con este motivo se reproducen 51 Pensamientos de Yoga de Swami Pranavananda.

1. La yoga, que es una filosofía de experiencia total, no hace distinciones de raza, color, clima o país; es universal y para toda la humanidad.

2. La filosofía yoga nos dice que necesariamente ha de obtenerse en proporción adecuada una mezcla de lo espiritual y lo material, para que haya equilibrio en el campo individual, social, nacional e internacional. El hombre

ha de progresar tanto en el campo espiritual como en el material. Esta excelente enseñanza de la yoga es precisamente adecuada al actual momento y si se aplica, alcanzará ciertamente su objetivo.

3. La práctica de la yoga aumenta el poder de concentración y trae una perfecta relajación al sistema nervioso y a la mente; ayuda a mantener la estabilidad emocional; puede reducir el peso y conservar el cuerpo sano.

4. Para conocer la vida y vivirla es necesario estar despierto. Aquel que no está despierto, vive solamente en la ilusión de la existencia.

5. Yoga representa el conocimiento profundo de nuestra naturaleza y ayuda a descubrir, conocer y utilizar, la fuerza potencial del ser humano.

6. Es necesario cuidar la vida espiritual, no descuidando ningún aspecto. Yoga enseña el bienestar en lo material y en lo espiritual, armonizando.

7. En la misma forma en que el ser humano trabaja para el progreso material, debe esforzarse para el progreso espiritual. La síntesis de ambos conducirá a su felicidad.

8. Yoga enseña eficiencia en la acción. Es necesario hacer las cosas con toda dedicación, atención y cariño.

9. Los hombres de cualquier país viven con libertades y derechos civiles, pero están esclavizados por sus hábitos, emociones, pasiones, instintos, complejos, miedos, temores, dificultades, tradiciones e inhibiciones y no pueden elevarse. Tienen libertad exterior y no tienen liberación interna.

10. No es en lo social ni en la riqueza, cultura y arte, donde radican la armonía y la paz; esto sólo es externo y ahí

únicamente se encuentra algo relativo y limitado. El hombre debe encontrarse consigo mismo.

11. Los Maestros Espirituales transmiten un mensaje positivo para que la humanidad recapacite, para seguir fácilmente su camino de unificación que representa Yoga.

12. Un bello ejemplo de Yoga "ni introvertido ni extrovertido, no materialista ni espiritualista". La moderación debe ser observada en todos los aspectos de la vida.

13. Como el pájaro vuela a través de dos alas para llegar a su destino, en la misma forma el hombre debe hacer su esfuerzo personal, combinado con la ayuda Divina, Dios ayuda a aquellos que se ayudan a sí mismos. ¡Despierte, actúe y siga adelante hacia su meta de progreso, perfección y paz!

14. Los ojos han visto mucho del mundo, pero se han cansado de ver únicamente cosas exteriores. Ahora quieren ver la Luz Divina. Para percibir el mundo interior, es necesario desarrollar el ojo interno, mediante la disciplina Yoga.

15. Sigue haciendo el bien a todo el mundo, sin importarte si las demás personas hacen bien o mal. Ellas hacen su karma y tienes que cuidar el tuyo.

16. Hay que respetar las leyes, continuar la disciplina y recibir lo que venga: buen karma o mal karma. Al terminar su mal karma, automáticamente se liberará del sufrimiento.

17. Generalmente las personas no saben dar. Nunca dan nada y viven quejándose de que no tienen trabajo, amor, éxito, etc. Aquellos que dan, reciben, porque la ley de la naturaleza, es: intercambio balanceado.

18. La vida puede hacerse agradable, feliz y exitosa, depen-

diendo de cómo se utilice el poder del conocimiento y su aplicación diaria.

19. Muerte y vida son la misma cosa, dos caras de la misma moneda. La muerte solo es la transformación de la materia. El espíritu sigue inmortal y eterno. Cuando hablamos de la vida debemos ser felices, lo mismo que cuando hablamos de la muerte.

20. La vida es transitoria. El mundo es como un aeropuerto. Un grupo de personas sale del mundo y un grupo llega. Entrada y Salida, nacimiento y muerte, son procesos naturales.

21. Gurú es una palabra del Sánscrito, compuesto de dos silabas; 1. GU, que significa oscuridad y 2. RU, que simboliza luz. En este sendero, Gurú es un Maestro Espiritual, que hace desaparecer la oscuridad o ignorancia del discípulo e ilumina su vida interior, con sus enseñanzas y orientación.

22. Discípulo significa: aquel individuo que practica una disciplina, en la forma señalada por las Escrituras y por los Maestros Espirituales. Los que no practican la disciplina, según las instrucciones de su Gurú, no son discípulos en su verdadero sentido.

23. Los Maestros de Sabiduría tienen su mensaje y lo transmiten a sus discípulos, son como el sol que sale por la mañana y sigue su trayectoria. Quien quiere tomar sol, lo toma y quien no quiere no lo toma. El sol sigue su camino. Si alguien quiere tomar agua de un río, lo toma. El río nunca se enoja porque tome agua o no; el sigue su curso.

24. El que escoge el Sendero Espiritual se da cuenta que es difícil. En cada etapa surgen tentaciones, dudas y debili-

dad. Estas son pruebas. Por la fe y con firmeza, debe seguir adelante. Recordar: cualquier cosa valiosa no puede ser alcanzada fácilmente.

25. Cualquier persona que come indisciplinada y frecuentemente, obliga al sistema digestivo a trabajar sin descanso. Los riñones no pueden eliminar los desechos metabólicos a ese ritmo y van quedando depositados en músculos y órganos. Como resultado surge dolor, inflamación, etc. Los malos hábitos en comer, causan, trastornos orgánicos.

26. El ayuno sirve para eliminar substancias tóxicos, limpiar el organismo y mantener la salud. Puede ser terapéuticos o fisiológico. Terapéutico es cuando se efectúa por tener determinado padecimiento, por acumulación de toxinas dentro del organismo. El fisiológico es purificador.

27. Desde el nacimiento hasta los veintiún años de edad, el cuerpo necesita mayor cantidad de proteínas, carbohidratos, grasas y minerales. Por lo tanto debe utilizar alimentos nutritivos y balanceados. A partir de esta edad en que ha obtenido el máximo crecimiento, debe seguir con alimentación moderada, manteniendo el peso norma.

28. Vive más el individuo siguiendo los siguientes consejos: 1. Ejercicios físicos diariamente, 2. Alimentación vegetariana, 3. Disminución en el uso de azúcar blanca, 4. Tomar diariamente vitamina C, 5. Tener armonía familiar.

29. Cuando el ser humano tiene problemas en el empleo, quiere escapar del empleo y si son en la casa, escapa de la casa. Los que tienen madurez enfrentan los problemas, buscan solución adecuada y sigue **adelante**.

30. Generalmente, las personas atribuyen sus malestares y sufrimientos al prójimo, casi nunca **a sí mismas**. Ricos

y pobres están sujetos al karma,. De acuerdo al karma de cada quien, es su destino.

31. La Ley de Karma dice que cuando se da, se recibe y cuando no se da nada, no se recibe nada. El que da es para su propio beneficio. El que tiene algo siempre debe compartirlo. En caso de que no responda el ser humano, la Naturaleza le recompensará.

32. Cuando se da de una mano, se recibe de la otra mano. Es como una cadena formada de dar y recibir.

33. Aunque el hombre se dedique a la vida espiritual, el sufrimiento es parte inherente de él; puede ser que lo propició en algún tiempo de su vida y ahora le viene como una cruz. Cada quien tiene su cruz.

34. La paz se adquiere a través de una disciplina, que se aprende de un Sabio que ha pasado por el camino.

35. La vida es bella, dependiendo de cómo la enfoquemos. El enfoque depende de los conocimientos que tengamos.

36. En meditación el ser se eleva a la Conciencia Superior, más allá de pensamientos de cualquier naturaleza. La meditación comienza cerrando las diez puertas, o sea, los diez sentidos, evitando estímulos del mundo exterior.

37. Debemos enseñar al ser humano el propósito de la evolución. Por ejemplo: los ladrones de hoy pueden ser los santos de mañana. Los que son violentos hoy, mañana podrán ser grandes personajes de tolerancia.

38. Quienes actúan con irritabilidad o violencia, necesitan orientación y rehabilitación. La vida siendo hermosa puede convertirse en una situación intolerable.

39. Contemplación es cuando el hombre tiene un poco de

silencio y se pregunta: ¿Quién soy yo? ¿De dónde vengo? ¿Qué es la vida? ¿Cuál debe ser mi meta?, etc.

40. El amor es sublime. Muy pocas veces se puede expresar con palabras en su totalidad.

41. Cualquier tipo de amor humano tiene limitación, porque es producto de la mente finita. Amor es belleza de alma. Es una perfección del Ser.

42. Yoga no es una religión, pero ayuda a cada uno para ser mejor conocedor y practicante de su propia fe. Yoga no convierte a las personas de una religión en otra, pero indica el camino para cultivar profundos valores religiosos y espirituales, necesarios en su progreso y realización.

43. ¿A qué lugar debe ir un buscador para alcanzar a Dios? —Dios está presente donde hay amor puro, amor divino. No es problema geográfico, es problema de cómo está su corazón. Dios está en cualquier lugar, donde un devoto con gran devoción lo invoca. Hay que comprender el plan Divino que es infinito y no juzgar con nuestro punto de vista limitado.

44. Cada religión es un camino para llegar a Dios. Si el hombre es honesto, no importa que religión tome. Dios va a guiar sus pasos. Cada quien trate de entender. Solo se necesita sinceridad consigo mismo y con Dios.

45. Dios esta dentro de nosotros. Cuando surge este conocimiento del Reino del Cielo, automáticamente tenemos fe en Dios y en nosotros mismos. Tener fe en Dos es tener fe en el Alma o Conciencia Superior. Eso puede resolver muchos problemas de la vida cotidiana.

46. Cuando alguien sencillamente se dedica a ayudar a los demás, purifica la conciencia de egoísmo. Toda obra de-

sinteresada para el servicio de la humanidad, es purificadora.

47. El amor hace cambiar a los seres humanos. Quienes colaboran para mantener una obra humanitaria, tienen amor a Dios y a la humanidad.

48. Cualquier cosa que se haga, cualquier cosa que se coma o que se dé, cualquier acto religioso, disciplina espiritual, austeridad, sacrificio, cualquier acto de la vida consciente o inconsciente, debe dedicarse a Dios.

49. Cada quien tiene que adquirir la paz y el conocimiento por medio de su propia disciplina. Quien tiene en su corazón establecida la Verdad, ya tiene la Presencia Divina.

50. La enseñanza mística es un proceso de disciplina para llegar a la realización y conocimiento del Yo verdadero. Es un alto estado de espiritualidad. El conocimiento Superior sólo puede ser adquirido por personas Iluminadas, que han alcanzado liberación.

51. En sentido Yoga, el Ser es inmortal, aquello que está más allá de este mundo fenomenal, más allá de cuerpo, mente, intelecto, tiempo, espacio y causalidad es Infinito y Eterno.

Capítulo 9

5l años de labor mundial humanitaria de Swami Pranavananda Saraswati

Breve presentación del doctor Swami Paranavananda Saraswati orientador y benefactor de la humanidad.

Swami Pranavananda Saraswati, nació en una culta familia en Maharajpur, Distrito de Chhatarpur, Provincia de Madhya Pradesh, India, el primero de febrero de l930 y estudió en las instituciones educacionales de su país. Excelente estudiante de improvisada oratoria y dirigente de asociaciones estudiantiles recibió numerosos premios y distinciones por su destacado desempeño. Luego de graduarse en Medicina y Cirugía, practicó su profesión en la India Central y prestó servicios en el Departamento de Salud Pública. Posteriormente, la reflexión sobre los problemas existenciales de la vida y su destino, lo atrajeron al campo filosófico, convirtiéndose más adelante en especialista de filosofía integral. En el transcurso de sus investigaciones descubrió los principios universales de la Filosofía Yoga para el bienestar y progreso del ser humano de todo el mundo. El célebre médico y filósofo ha consagrado los últimos 5l años de su vida totalmente al servicio de la humanidad y es fundador de más de un centenar de instituciones en variados campos, en diversos países. Comenzó su Labor Mundial Humanitaria el 7 de junio de 1954. Primero viajó por toda la India y luego, en 1977, inició su primera Gira Mundial.

Ciento veintiocho países visitados.
Sus organizaciones y 35,000 programas dirigidos.

Para promover la cooperación internacional, el entendimiento mutuo y la confraternidad universal entre las naciones, comunidades y razas, y lograr la paz mundial, así como también para transmitir los ideales de reconciliación, síntesis y unidad en la diversidad, Swami Pranavananda realizó varias Giras Mundiales visitando 128 países, en estos 51 años, difundiendo los altos valores humanos, incluyendo los de Participación, Progreso, Plenitud y Paz, igualmente los de Comunicación, Cooperación, Superación y Liberación. El distinguido humanista ha dirigido personalmente en estos 128 pases, más de 35,000 programas para el público, en sus respectivas fechas. A través de los medios masivos de comunicación, como conferencias de prensa, programas de radio televisión e Internet, sus pensamientos y enseñanzas han llegado a millones de seres humanos para lograr Salud, Felicidad, Sabiduría y Realización. En sus florecientes Instituciones en diversos países, millares de personas reciben anualmente enseñanzas para su bienestar físico, mental y espiritual. Sus Instituciones tienen Personería Jurídica y están oficialmente inscritas como Organizaciones No Gubernamentales en las Naciones Unidades. La síntesis de la biografía del doctor Swami Pranavananda Saraswati, ha sido publicada en diferentes idiomas del mundo, a saber: español, inglés, francés, ruso, chino, árabe, hindú, griego, hebreo, italiano, alemán, holandés, portugués, japonés, coreano, polaco, rumano, húngaro, finlandés, sueco y sánscrito. Estos 21 idiomas son hablados por los habitantes de más de un centenar de países del mundo. Además, el número 21 simboliza el Siglo XXI, para el cual Swami Pranavananda ha proclamado Movimientos Históricos para el logro de un mundo mejor. También se han filmado videocasetes sobre la biografía de Swami Pranavananda en estos idiomas, para ser difundidos en los respectivos países del mundo, a través de los medios masivos de comunicación moderna.

113 Libros publicados y numerosos videocasetes

Sobre su Vida, Obra y Enseñanzas, difundidas en todo el mundo, las casas editoras del Continente Americano han publicado hasta la fecha 113 libros acerca de diferentes temas de interés humano, que conforman una rica biblioteca para los buscadores y estudiosos. El libro número 80, de 700 páginas, contiene 500 fotografías de Swami Pranavananda con estadistas y personalidades mundiales y 200 documentos históricos sobre su Labor Mundial Humanitaria. Además, se han realizado más de 280 videocasetes sobre su extraordinaria labor realizada en el mundo.

En Internet y en otras publicaciones internacionales

En las oficinas del doctor Swami Pranavananda Saraswati se encuentran equipos de tecnología moderna como computadoras, internet, correo electrónico, lada, fax, etc. Millones de personas en el mundo pueden ver las fotos de Swami Pranavananda y leer sobre su Vida, Obra y Enseñanzas. Swami Pranavananda aparece en Internet en diversos lugares con diferentes códigos.

En una publicación de los Estados Unidos de América, usted podrá ver a Swami Pranavananda en el "Salón de la

Fama" y leer sobre él en el "Directorio Internacional de Distinguidos Líderes", por sus extraordinarias contribuciones a la sociedad contemporánea. En otro libro titulado "Quién es quién en el mundo en el Salón de la Fama", que es una publicación de Inglaterra, usted puede leer la biografía del doctor Swami Pranavananda, entre selectos líderes mundiales del Siglo XX.

Un libro publicado por una casa editora de Argentina se intitula "Síntesis de la Biografía de Swami Pranavananda en Diferentes Idiomas del Mundo" (21 idiomas).

Una editorial de México recientemente publicó un volumen con el título "Libro de los 108 Libros sobre Swami Pranavananda", que contiene comentarios sobre 108 libros acerca de la Vida, Obra y Enseñanzas de Swami Pranavananda.

Otro libro publicado en la India, relata sobre la inscripción de Swami Pranavananda en un obelisco, con prominentes personalidades de ese país.

**Su positiva obra en América
Latina en los últimos 45 años**

Después de un año de su extensa gira de conferencias en los Estados Unidos de América y Canadá, Swami Pranavananda llegó por primera vez de la ciudad de México, en junio de 1957, invitado por un expresidente mexicano, quien organizó su primer Ciclo de Conferencias Públicas, las que fueron muy concurridas. Así comenzó su labor en América Latina. Posteriormente fundó varias asociaciones civiles en la capital mexicana y frecuentemente visita ese país para dirigir sus Instituciones. Él también ha viajado por todos los 31 estados de la República Mexicana. Entre los honores recibidos en reconocimiento de su excelente labor, fue galardonado como Miembro de Honor de la Legión de Honor Nacional de México, a la cual pertenecen las más distinguidas personalidades de ese país. Durante estos 45 años ha viajado varias veces por todos los países de América Latina y el Caribe, promoviendo los ideales de integración latinoamericana y ha participado en los foros regionales y conferencias continentales. Así, por ejemplo, participó en la Conferencia Latinoamericana y del Caribe de Gobernadores, Intendentes y Legisladores, como invitado Especial del Gobierno de la Provincia de Santa Fe, Argentina, realizada en esa ciudad en septiembre de 1986. Así mismo, tuvo una relevante actuación, como invitado del Senado de México, y de las Naciones Unidas, en la Primera Conferencia interparlamentaria sobre el Medio Ambiente en América Latina y el Caribe, en la cual participaron diputados y senadores latinoamericanos, realizada en marzo de 1987. Esta conferencia fue inaugurada por el Presidente de México. Los relatos acerca de su participación en estas importantes conferencias se encuentran en los libros números 65 y 69 de nuestras ediciones, intitulados "Paz Universal" y "Salud Mental, Medio Ambiente y Ecología". Desde México en un extremo y la Argentina en el otro, Swami Pranavananda promueve la integración regional. Ante el foro de filósofos latinoamericanos, en el marco de 17o. Congreso Mundial de Filosofía, en el cual participaron 2,000 filósofos de todo en mundo, realizado en la Universidad de Montreal, Canadá, en agosto de 1983, Swami Pranavananda concluyó uno de sus discursos, diciendo: "América Latina necesita unidad política, independencia económica y sobre todo el amor incondicional..." Sus conceptos sobre América Latina se encuentran publicados en los libros números 47, 72 y 78 intitulados "Los Filósofos Mundiales Escuchan a Swami Pranavananda", "Reflexiones sobre Filosofía Occidental" y "Reflexiones sobre América Latina". El 14 de Abril de 1989, cuando la Organización de los Estados Americanos (OEA), celebró el centenario de su fundación, el doctor Swami Pranavananda participó en esta histórica conmemoración, en compañía de los embajadores latinoamericanos y otras personalidades.

Su labor para las Naciones Unidas

Swami Pranavananda visitó por primera vez la sede central de las Naciones Unidas, en la ciudad de Nueva York, en diciembre de 1956 y sostuvo entonces un diálogo con el Presidente de la Asamblea General de esa Organización Mundial. En el transcurso de los últimos 46 años, Swami Pranavananda ha colaborado con las Naciones Unidas y ha promovido sus ideales y proyectos para el mejoramiento de la humanidad en el mundo entero. Ha participado en conferencias mundiales, foros internacionales y reuniones nacionales, organizados por las Naciones Unidades en diversos países. Swami Pranavananda es Fundador del Movimiento para la Paz Universal, una de sus Organizaciones en Buenos Aires, Argentina, la cual fue designada oficialmente por el Secretario General de las Naciones Unidas, en Nueva York, como "Mensajero de la paz", en reconocimiento de su labor para la paz mundial Durante los últimos 46 años Pranavananda ha mantenido constante contacto con los dirigentes de esta Organización y ha dialogado con el Secretario General, así como también con diversos Presidentes de la Asamblea General, con altos funcionarios del Consejo de Seguridad, con la UNESCO y otros organismos de la ONU. Es frecuentemente invitado a participar en los variados programas de las Naciones Unidas. Ha expresado sus conceptos y pronunciado sus Mensajes más de un centenar de veces sobre variados temas, en diferentes foros y reuniones de las Naciones Unidas.

Como invitado especial el doctor Swami Pranavananda participó también en los festejos de 40 años y en la Magna Celebración del 50 Aniversario de la Fundación de las Naciones Unidas.

Más detalles acerca de su tarea para esta Organización Mundial, se encuentran en los libros números 55, 57 y 64 de nuestras publicaciones, intitulados "Swami Pranavananda y su Labor para las Naciones Unidas ", "Swami Pranavananda, Embajador de Buena Voluntad y Paz" y "El Desarme y la Paz Mundial".

Reuniones y diálogos con estadistas mundiales

El doctor Swami Pranavananda, "Embajador de buena voluntad y paz", ha tenido siempre la costumbre de dialogar con personas comunes y corrientes de diferentes sectores, así como también con dirigentes nacionales y estadistas mundiales. El objeto principal de sus conversaciones con líderes políticos, diplomáticos, presidentes de diversos países y ministros de gabinete, ha sido intercambiar ideas y buscar soluciones adecuadas a los problemas que aquejan a la humanidad. Nunca ha solicitado ningún tipo de favor o ayuda a nadie. Sus reuniones con cualquier persona, no importa si es sencilla o un líder mundial, han sido desinteresadas, con el único objeto de hacer el bien a todos sin esperar nada. En el auditorio de sus Organizaciones en Buenos Aires, se encuentran alrededor de 700 cuadros con sus fotografías en compañía de estadistas, lideres nacionales, internacionales y mundiales, así como también con embajadores de diversos países, lo cual constituye una magnifica muestra histórica a través de la fotografía, con sus correspondientes leyendas relativas a cada encuentro.

Su fecunda labor en la Argentina desde hace 41 años

Swami Pranavananda llegó por primera vez a la Argentina en el año de 1961. En esa oportunidad dictó una serie de conferencias públicas que contaron con gran cantidad de asistentes, en los auditorios y teatros de Buenos Aires. La prensa, radio y televisión argentinas, transmitieron sus mensajes a todo el país. También viajó a todas las provincias de la República Argentina y sostuvo conversaciones y diálogos con las más altas personalidades del gobierno, incluyendo al presidente, vicepresidente y ministros del gabinete nacional. En homenaje a Swami Pranavananda, las Organizaciones Argentinas entregan anualmente en actos públicos los "Premios Swami Pranavananda". En los últimos años los premios Swami Pranavananda fueron recibidos por los expresidentes de ese país, así también por personalidades nacionales e internacionales y relevantes instituciones, incluyendo diferentes Organismos de Naciones Unidas.

Sus Instituciones tienen su sede propia en un edificio céntrico de la Capital de Argentina y realizan diferentes programas 7 días por semana durante todo el año.

Honores y homenajes mundiales a Swami Pranavananda

El doctor Swami Pranavananda, "Embajador de la humanidad", quien es Fundador y Promotor de diversos Movimientos Históricos, ha recibido numerosos títulos, premios, diplomas de honor, medallas, testimonios públicos y homenajes en diferentes países, acerca de los cuales se dan detalles en los numerosos libros escritos sobre su vida, enseñanza y labor mundial humanitaria. En reconocimiento de su magna obra, organismos oficiales han puesto el nombre de Swami Pranavananda a calles, plazas, jardines e importantes instituciones. Un "Arco de Bienvenida Swami Pranavananda" fue construido por el Gobierno Local a la entrada de una famosa ciudad turística de la India, como homenaje a su Labor Mundial. También se encuentran hermosas estatuas de Swami Pranavananda en diferentes países, realizados como un homenaje más en gratitud a su maravillosa Misión Mundial.

Bibliografía

Hatha Yoga.- Disciplina para la Salud Física y Mental. profesora Alicia de Toufeksian.-Editorial C.E.I.D., S.A. Buenos Aires, Argentina- 1979.

Filosofía Yoga para el ser humano del Sigo XX.- Ing. Carlos Heinen Treviño.- Compañía Editorial Impresora y Distribuidora, S.A. México, D.F. 1994.

Jñana Yoga.- Swami Vivekananda.- Editorial Kier, S.A., Buenos Aires, Argentina.- 1952.

Yoga y Swami Pranavananda su Misión Mundial.- Edtorial Orión, MéxIco, D..F. 1971.

Meditación y paz.- Imelda Garcés Guevara.- Grupo Editorial Tomo, S.A. C.V., México, D.F. 2002.

Mensaje yoga al mundo.- doctora Cecilia Barbalat.- Talleres Gráficos Zlotopioro, S.A. C.I.F. Buenos Aires, Argentina 1979.

La Ley del Karma.- José Luis Martín.-Editorial Orion.- México, D.F., 1977.

Karma Yoga.- Swami Vivekananda.- Editorial Kier, S.A. Buenos Aires, Argentina 1963.

¿Sabes Realmente Quién Eres?.- Imelda Garcés Guevara.- Editorial Tomo, S.A. de C.V., México, D.F. 2001.

Siete Sendero de Yoga.- profesora Esperanza Hernández Yánez.- Editorial Orión.- México, D.F., 1977.

Impreso en Offset Libra

Francisco I. Madero 31

San Miguel Iztacalco,

México, D.F.